A. CANTONNET

L'Ophtalmologie du Praticien

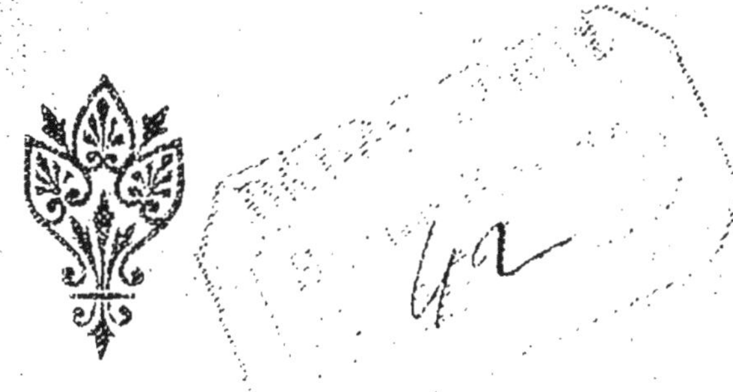

Hommage de l'Auteur

L'Ophtalmologie

DU

PRATICIEN

DU MÊME AUTEUR

Travaux et **Mémoires** parus dans les *Archives d'Ophtal-mologie* depuis 1903 (Steinheil, éditeur).

Les échanges osmotiques entre les humeurs intra-oculaires et le plasma sanguin. 1905 (Leclerc, éditeur).

Manuel de Neurologie oculaire, en collaboration avec M. le professeur DE LAPERSONNE. 1910 (Masson, éditeur).

L'Ophtalmologie

DU

PRATICIEN

PAR

Le Dr A. CANTONNET

OPHTALMOLOGISTE DES HOPITAUX

(HOPITAL COCHIN)

Avec 50 figures

LIBRAIRIE O. BERTHIER

ÉMILE BOUGAULT, Successeur

77, BOULEVARD SAINT-GERMAIN, 77

PARIS

1912

AVANT-PROPOS

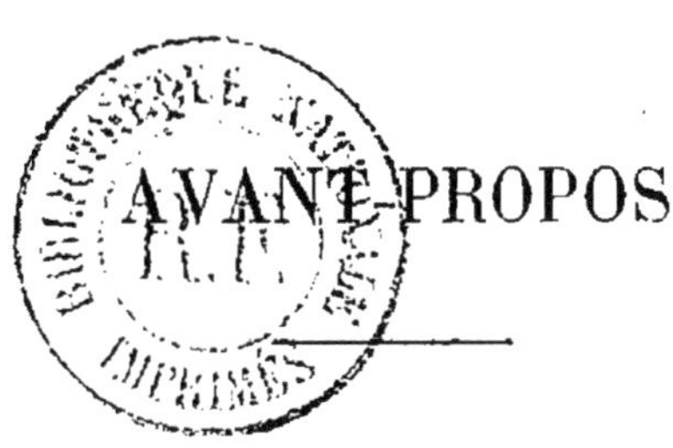

Tout praticien doit connaître, dans les diverses
spécialités, au moins les affections les plus courantes
et savoir que faire dans les cas d'urgence ; il doit
pouvoir aussi, par la constatation d'un trouble localisé, dépister l'affection générale qui en est le facteur.
Il y a donc, dans chaque spécialité, un minimum
indispensable au médecin se livrant à l'exercice général de la médecine.

J'ai voulu condenser en très peu de pages, en un
tout petit livre de poche, ce que je crois être le minimum indispensable au praticien en ophtalmologie ;
je pense que c'est là l' « ophtalmologie minima du
praticien », bagage ophtalmologique irréductible,
au-dessous duquel il y a insuffisance certaine. Ce
livre est certes incomplet ; mais les plus gros traités
ne le sont-ils pas ? l'essentiel est qu'il soit suffisant.

J'ai donc recherché le plus possible la clarté et la
concision, supprimant les parties techniques (recherches d'optique, examens à l'ophtalmoscope), qui
demandent une très longue pratique et sont du do-
maine du spécialiste, élaguant tout ce qui n'est pas
d'une utilité directe et prochaine à ceux à qui ce

livre s'adresse. Je n'ai un peu développé que les affections courantes, insistant sur les traumatismes et les affections d'urgence, qu'il importe de connaître mieux que les autres ; j'ai cru devoir ne pas être trop bref sur la manière d'examiner l'appareil oculaire, car il n'est pas de bon diagnostic avec un examen sans méthode ou incomplet. J'ai enfin voulu donner un assez grand nombre de figures, relativement grandes, afin que les détails en soient bien visibles ; je pense, en effet, que la formule qui doit guider l'auteur d'un petit livre comme celui-ci doit être : « pas trop de mots et le plus possible de figures ».

On ne peut évidemment apprendre la médecine dans un livre ; il faut voir des malades. Il me paraît donc indispensable que chaque étudiant consciencieux fréquente, au moins une vingtaine de jours, une consultation d'ophtalmologie ; mais, sans doute, ce petit livre le guidera, classera ses idées, rendant plus fructueuse son observation personnelle. Et, lorsqu'il exercera, plus tard, il retrouvera, nettement conservés dans ce cadre théorique, tous les souvenirs cliniques que, pendant ses études, il aura eu la sagesse d'y mettre.

A. CANTONNET.

L'Ophtalmologie

DU

PRATICIEN

PREMIÈRE PARTIE

QUELQUES MOTS D'ANATOMIE ET DE PHYSIOLOGIE

A. — L'œil.

1. PREMIÈRE TUNIQUE. — **La sclérotique** (S, fig. 1) forme la premiêre tunique ou squelette. La **cornée** (Co) la continue en avant ; sa forte courbure lui donne un rôle optique important. Sa surface paraît polie, comme vernie, grâce à un épithélium ; quand celui-ci est détruit par places, le reflet manque à ce niveau. Quand le tissu propre de la cornée est altéré, il s'y forme un tissu cicatriciel opaque, la taie.

2. DEUXIÈME TUNIQUE. — Chargée de la nutrition de l'œil et des mouvements intra-oculaires. Formée, en arrière, de la **choroïde** (Ch), riche plexus vasculaire nourricier; plus en avant, des **procès ciliaires**, renflement contenant le muscle ciliaire, innervé par le nerf moteur oculaire commun et dont la contraction *accommode* le cristallin (celui-ci à l'état

de repos est au point pour la vision au loin ; à l'état accommodé, il est au point pour la vision rapprochée).

En avant des procès ciliaires, la deuxième tunique

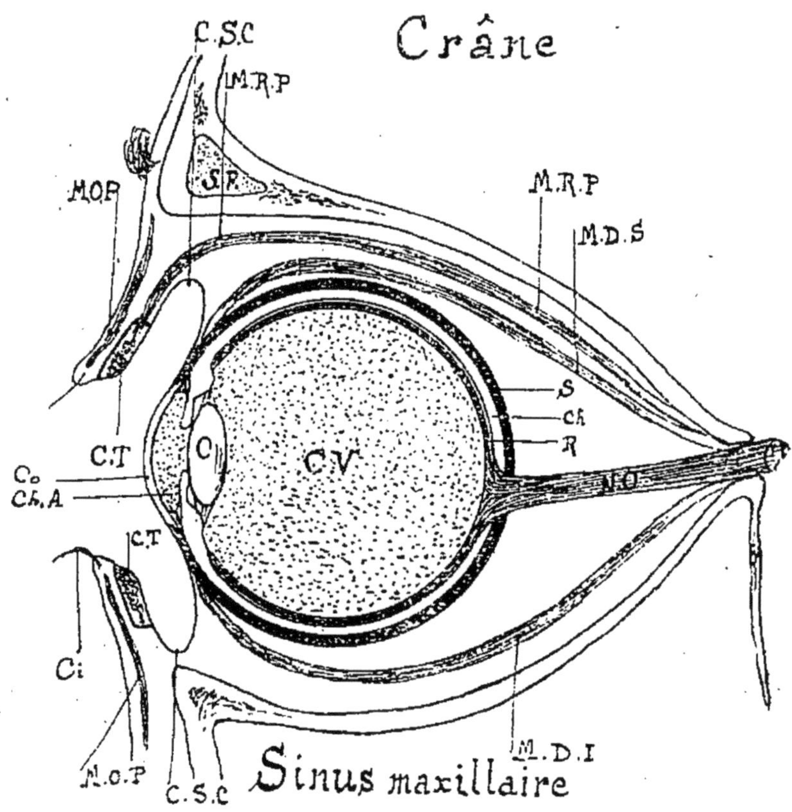

Fig. 1. — Anatomie de l'appareil oculaire.

se sépare de la première et pend dans l'œil comme un rideau ; c'est l'iris, perforé de la pupille. Cet orifice se dilate dans le regard au loin et dans les faibles éclairages ; il se rétrécit (sous l'influence du nerf moteur oculaire commun) dans les cas contraires. L'iris est soutenu par le cristallin au niveau de la pupille : quand le cristallin est absent, l'iris tremble au moindre mouvement. L'iris se laisse refouler soit en avant, soit en arrière, si la pression augmente en arrière ou en avant de lui. L'iris s'engage et fait hernie dans la plupart des plaies de la cornée et de la sclérotique.

3. TROISIÈME TUNIQUE. — C'est la membrane sensorielle ou **rétine** (R). Elle adhère peu à la deuxième tunique et peut s'en « décoller » assez facilement. Les cônes et bâtonnets, éléments percepteurs de la lumière, se continuent par des fibres formant, au sortir du globe, le **nerf optique** (N. o.), qui traverse l'orbite où il peut être lésé ; dans le crâne, il se fusionne partiellement avec son homologue (*chiasma optique*) ; les *bandelettes optiques* conduisent les fibres jusqu'au cerveau, où elles se terminent dans le lobe occipital (*centre visuel*).

4. CONTENU DU GLOBE OCULAIRE. — Le **cristallin** (C), lentille vivante, est accolé derrière l'iris et au-devant du corps vitré. Il est suspendu aux procès ciliaires par des fibrilles ; le muscle accommodateur, contenu dans ceux-ci, l'accommode pour la vision de près.

Les **humeurs de l'œil** sont le corps vitré (c. v.), entre le cristallin et la rétine, et l'**humeur aqueuse** contenue dans la *chambre antérieure* (Ch.A.); celle-ci est l'espace entre l'iris et la cornée. S'il y a équilibre de pression entre le corps vitré et l'humeur aqueuse, la chambre antérieure a sa profondeur normale et l'iris est bien plan. S'il y a rupture de cet équilibre, ou bien la chambre antérieure s'agrandit, l'iris étant concave en avant, ou bien elle diminue de profondeur, l'iris devenant convexe en avant. Ces humeurs oculaires donnent donc une certaine plénitude ou *tension oculaire* ; celle-ci peut, pathologiquement, s'élever ou diminuer.

B. — Les annexes de l'œil.

1. APPAREILS DE PROTECTION. — **L'orbite** est une cavité osseuse remplie de graisse formant à l'œil un coussinet élastique. La plupart des parois de l'orbite sont minces, d'où la possibilité de propagation dans l'orbite des tumeurs ou inflammations nées dans les cavités voisines : en haut, cavité cranienne et le sinus frontal (s. f.) ; en dedans, les sinus ethmoïdaux et sphénoïdal et le méat moyen des fosses nasales ; en arrière, la cavité cranienne ; en bas, le sinus maxillaire.

En avant, l'orbite est ouverte ; les **paupières** la complètent. Elles comprennent un squelette ou cartilage tarse (c. t.), contenant les petites glandes de Meibomius ouvertes à la base des cils (ci).

Enfin la **conjonctive** (c. s. c.) unit les paupières au globe.

Les **voies lacrymales** seront étudiées plus loin (p. 41 et fig. 26).

2. APPAREIL MOTEUR. — Les **mouvements des paupières** sont : la fermeture, assurée par le *muscle orbiculaire* (m. o. p.), situé entre le tarse et la peau et mû par le nerf facial ; — l'ouverture par élévation de la paupière supérieure, due à la contraction du *muscle releveur palpébral* (m. r. p.), innervé par le moteur oculaire commun.

Les **mouvements du globe** sont dus aux quatre muscles droits, le supérieur (M. D. S.), l'inférieur (M. D. I.), l'externe et l'interne et aux deux muscles obliques ; de ces six muscles, quatre sont innervés par le moteur oculaire commun, les deux autres le sont par le moteur oculaire externe (droit externe) et le pathétique (grand oblique) ; ces trois nerfs prennent leur origine dans le pédoncule cérébral et la protubérance.

DEUXIÈME PARTIE

COMMENT EXAMINER UN ŒIL ?

Généralités. — Il faut *suivre rigoureusement un ordre déterminé*, afin de ne rien oublier et d'éviter ainsi une erreur de diagnostic, souvent énorme, due à une omission par défaut de méthode.

Ne jamais faire un examen superficiel sous prétexte que les maladies oculaires sont de la « spécialité » ; ne rien prescrire « au jugé ». A part les recherches ophtalmoscopiques et les questions assez ardues d'optique, — que je laisse de côté dans ce livre, — les diagnostics en pathologie oculaire ne sont pas plus difficiles que dans le reste de la pathologie ; le plus souvent on ne regarde pas un œil malade ou on le regarde à peine, convaincu qu'on n'y verra rien ; *or, on ne voit bien qu'en regardant bien.*

I. — ON EXAMINE D'ABORD LE MALADE A LA LUMIÈRE DU JOUR.

A. — Examen à distance.

L'examiner d'abord à un mètre ou deux, de façon à saisir d'ensemble :

1º *Son habitus et l'aspect de sa santé générale ;*

2º *Sa démarche* (importante dans les maladies cérébrales ou médullaires);

3º *Les déviations ou contractions de sa face ;*

4° *La fermeture ou l'ouverture*, plus ou moins prononcées, spasmodiques ou non, de ses paupières;

5° *La déviation ou la propulsion* de l'un ou des deux yeux, etc.

B. — Examen de près et détaillé.

Installation du malade. — A. Si c'est un

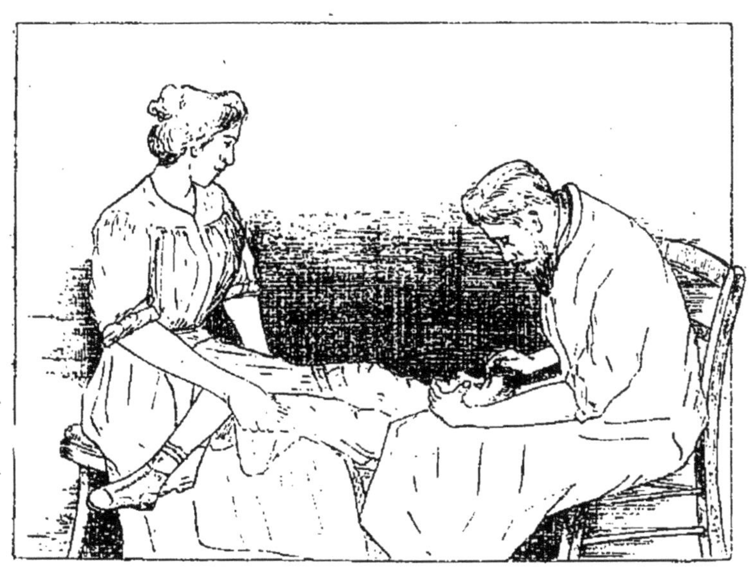

Fig. 2. — Examen d'un enfant.

ADULTE, on le place de façon à ce qu'il soit bien éclairé ; au besoin, on fait soutenir la tête par un aide. Toutes les explorations seront faites avec légèreté et sans brusquerie. Il est bon de voir vite.

B. Si c'est un jeune enfant, il faut un autre procédé (fig. 2): on fait asseoir devant soi, et en travers, l'aide sur les genoux duquel reposent les

reins de l'enfant, dont les jambes sont ainsi pen-
dantes et ne peuvent prendre point d'appui. L'aide
maintient les mains, ou mieux le jeune patient a
été roulé dans un drap. Son corps est horizontalement renversé et sa tête fortement maintenue,
comme dans un étau; entre les genoux du médecin ;
celui-ci a donc ses deux mains libres pour écarter
les paupières, faire l'éclairage oblique, palper l'œil
ou instiller des gouttes.

Écartement des paupières. — *Les doigts suffisent souvent* à écarter les
paupières, surtout si l'on
essuie bien celles-ci au préalable avec un peu de coton,
afin d'éviter leur glissement.
Si les doigts ne suffisent pas,
en raison du spasme, on se
sert, chez l'adulte ou chez
l'enfant, d'écarteurs palpébraux à main ou écarteurs
de Desmarres (fig. 3).

Si le spasme est peu violent
il suffit d'accrocher, en la
plissant, la peau des paupières (fig. 5, C et 20); quand

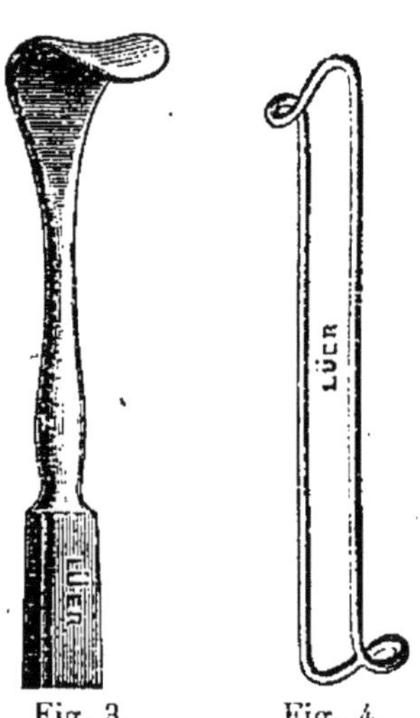

Fig. 3.   Fig. 4.

cette manœuvre est possible, il faut l'employer :
on est sûr de ne pouvoir érailler la cornée.

Si le spasme est violent, il faut introduire les écarteurs sous les paupières ; il faut le faire sans brusquerie, en relevant les manches (fig. 5, A) de façon à ce que
les extrémités des cuillers ne puissent frotter sur la
cornée et provoquer des éraillures de l'épithélium

servant de porte d'entrée aux germes épars dans le sac conjonctival; *un écarteur mal introduit* (fig. 5, B) *peut entraîner de graves complications cornéennes.*

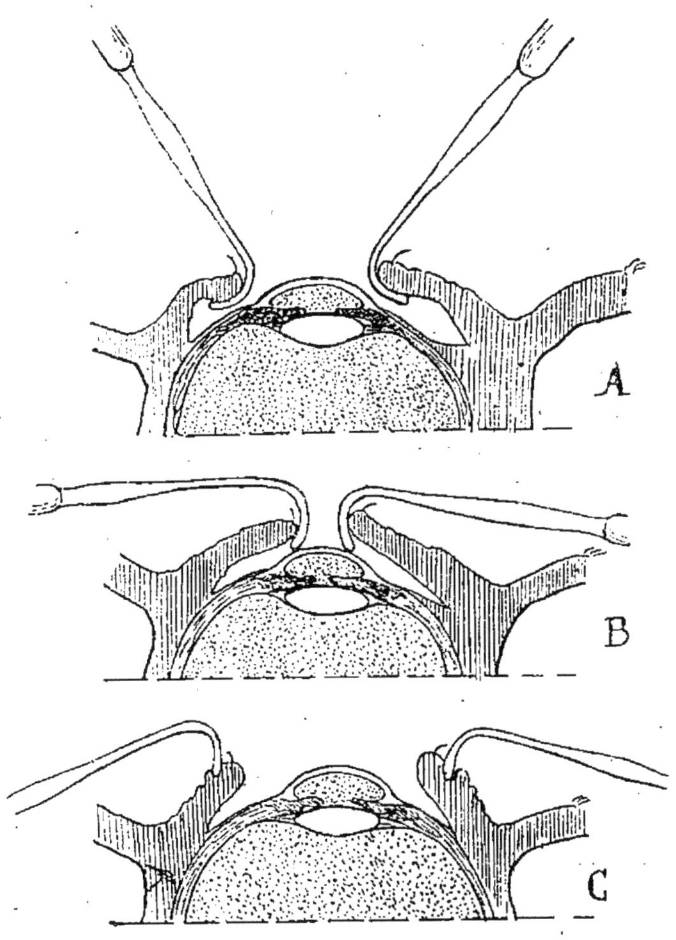

Fig. 5. — Écartement des paupières (*B, dangereux*).

A défaut d'écarteurs de Desmarres, on peut se servir d'une épingle à cheveux recourbée comme dans la fig. 4 et bouillie ; on a ainsi un crochet à double branche, dont la partie introduite sous la paupière est mousse.

Examen des régions péri-oculaires. — Les principales altérations sont les suivantes : tumeurs, inflammations, vésicules (zona), cicatrices, fistules ostéo-cutanées, fractures, sinusites frontales ou ethmoïdales, etc.

Examen des sourcils. — Inflammation (furoncle), déviation, adhérence osseuse, relèvement (dans le ptosis), etc.

Examen des paupières. — A. **Position** : rétractions cicatricielles, adhérences osseuses, refoulement par tumeur, gonflement œdémateux ou inflammatoire, etc. — B. **Mobilité** : clignements fréquents, immobilité, etc. — C. **Largeur de la fente palpébrale** : exagérée, diminuée (soit par blépharospasme, soit par ptosis paralytique). La *photophobie* provoque un blépharospasme avec *larmoiement réflexe.* — D. **Bords des paupières** : croûtes, ulcérations à la base des cils, turgescence et induration des bords palpébraux, déviation des paupières en dedans (entropion) ou en dehors (ectropion). — E. **Cils** : absents, tournés en dedans et frottant sur le globe qu'ils ulcèrent (fig. 16).

Examen des voies lacrymales. — A. **Points ou orifices lacrymaux** : déviés, oblitérés. — B. **Sac lacrymal** : *inflammation, distension* non inflammatoire, visible à l'œil ou non visible, mais prouvée par l'issue de muco-pus par les points lacrymaux lors de la pression digitale du sac ; *donc penser toujours à presser sur le sac pour juger de l'état des voies lacrymales* (surtout dans les traumatismes du globe, même les plus minimes, et avant toute opération oculaire (Voy. p. 58 et 77). — C. **Partie osseuse des voies lacrymales** : le *larmoiement chronique*, surtout au froid ou au vent, fait penser à un état pathologique. — L'examen complet des voies lacrymales est décrit p. 40.

Examen du globe. — A. **Volume réel du globe** : *diminution* ou atrophie, *augmentation* légère (myopie) ou forte (buphtalmie ou œil de bœuf). — B. **Volume apparent du globe**, dû à sa situation dans l'orbite : 1° *Exophtalmie*, unilatérale ou bilatérale, directe (œil refoulé bien droit en avant) ou indirecte (refoulé à la fois en avant et obliquement), réductible à la pression digitale douce et prolongée ou non réductible, pulsatile (battements transmis à la main par l'œil) ou non. 2° *Enophtalmie*, ou œil enfoncé dans l'orbite (cachectiques). — C. **Mobilité du globe** : 1° *Petites oscillations incessantes ou nystagmus*, oscillatoire (mouvement pendulaire) ou rotatoire (autour de son axe antéro-postérieur. 2° *Perte de motilité* : soit complète (œil figé comme dans de la cire), soit partielle, l'œil ne pouvant plus se mouvoir que dans certaines directions : faire regarder successivement dans tous les sens, la tête restant immobile. — D. **Déviation du globe** : soit en dedans (strabisme convergent), soit en dehors (divergent).

Examen de la tension oculaire. — Normalement le globe a un certain degré de tension. Il peut être *dur ou hypertendu*, soit légèrement (Tension ou T+1), soit notablement (T+2), soit à l'extrême (T+3 ; il est alors dur comme une bille de billard). Il peut être *mou ou hypotendu*, un peu (T—1), davantage (T—2) ou complètement (T—3 ; impression d'un ballon crevé).

POUR RECHERCHER LA TENSION OCULAIRE (fig. 6), on fait regarder le sujet à ses pieds, sans qu'il baisse

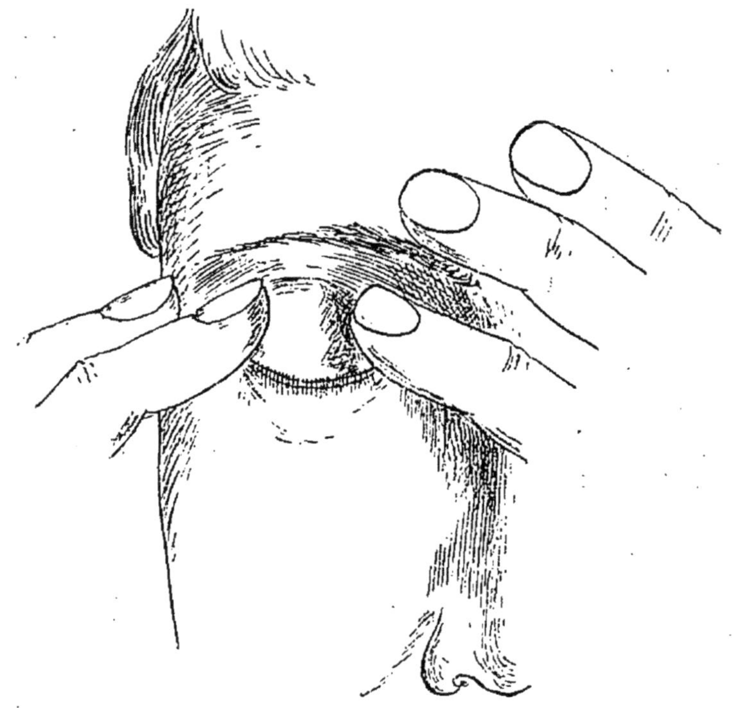

Fig. 6. — Examen de la tension oculaire.

la tête ; il ferme les yeux sans effort, comme pour dormir. Les mains prennent point d'appui sur sa face et son front et les deux index, placés sur le globe assez loin l'un de l'autre, le pressent alternativement ; ce palper bi-digital donne la sensation de fluctuation comme sur une poche d'abcès. Toute brusquerie doit être évitée ; d'ailleurs, plus la pression est légère, mieux on sent l'état de la tension. En cas de doute, comparer avec l'autre œil du malade ou mieux avec ses propres yeux. — *Cet examen n'est presque jamais pratiqué et c'est un tort, car il est absolument facile et est un élément de diagnostic extrêmement important.*

Examen de la conjonctive. — A. **Conjonctive oculaire** : 1° Couleur : *pâle* (anémie), *jaunâtre* (ictère, cachexies), plus souvent *rouge* ; *mais, est-ce bien la conjonctive elle-même qui est rouge ?* car souvent la rougeur de l'œil dépend de l'injection de la sclérotique sous-jacente ; dans l'injection conjonctivale ou superficielle, les vaisseaux sont gros, ondulés, plissés lorsqu'on plisse la conjonctive ; a rougeur a son maximum vers le cul-de-sac et va en diminuant vers la cornée ; de plus, la conjonctive sécrète et les paupières sont collées au réveil (Voy. pour ce point, très important, de diagnostic différentiel la *Séméiologie de l'œil rouge,* p. 85 et fig. 44). — 2° Inégalités de sa surface : soit *fines granulations* non inflammatoires (conjonctivite folliculaire), soit *petites phlyctènes,* ulcérées ou non (conj. phlycténulaire), soit *amas graisseux* jaunâtre près du bord cornéen (pinguécula), soit *plissements* en forme de comète dont la tête s'implante sur la cornée (ptérygion), soit *cicatrices* unissant le globe à la paupière en interrompant le cul-de-sac (symblépharon). — 3° Mobilité : mobile ou adhérente au globe. — 4° Gonflement conjonctival ou chémosis : la conjonctive est boursouflée, plissée (fig. 20), repoussée en avant par le liquide qui est entre elle et le globe ; selon la nature du liquide, il existe des chémosis purulent, hémorragique ou, plus souvent, séreux.

B. **Conjonctive palpébrale (face profonde des paupières)** : COMMENT EXAMINER LA CONJONCTIVE PALPÉBRALE? 1° PAUPIÈRE INFÉRIEURE : C'est très facile ; pendant que le sujet regarde en haut, on l'éverse en tirant la peau jusqu'à ce qu'on aperçoive le fond du cul-de-sac. — 2° PAUPIÈRE

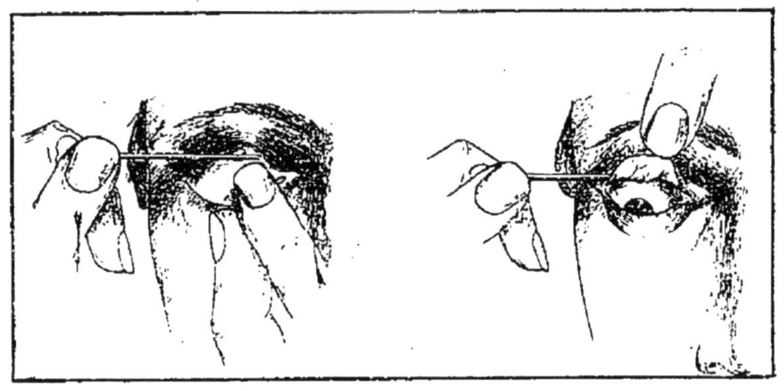

Fig. 7. — Retournement de la paupière supérieure.

SUPÉRIEURE : on doit pratiquer le RETOURNEMENT DE LA PAUPIÈRE SUPÉRIEURE (fig. 7) : pendant que le sujet regarde bien sur le sol, mais sans baisser la tête, on saisit — dans un premier temps — les cils entre le pouce et l'index droits ; on les attire vers le bas, tandis que la main gauche, armée d'un stylet ou d'une allumette, appuie sur le bord supérieur du cartilage tarse, qu'il refoule aussi vers le bas ; puis — dans un second temps — tout en refoulant toujours le bord supérieur du tarse avec la main gauche, on relève rapidement, mais sans brutalité, la main droite qui tient les cils. La paupière culbute et sa face conjonctivale apparaît, dans une partie de son étendue d'autant plus grande que le sujet regarde mieux en bas, tout en levant bien la tête ; on aperçoit jusqu'au fond du cul-de-sac et un corps étranger logé là ne peut échapper.

C. **Sécrétion conjonctivale** : Les paupières sont un peu agglutinées au réveil ou franchement collées (*chaque fois que l'œil est tant soit peu rouge, ne pas oublier de demander si les paupières sont collées au réveil*). La sécrétion est soit muco-purulente, soit purulente, quelquefois (gonocoque) jaune verdâtre très vif.

Examen de la sclérotique. — Quelquefois *bosselée* en saillies (staphylomes). Beaucoup plus souvent *rouge* : vaisseaux sur un plan plus profond que ceux de la conjonctive, rectilignes, convergeant vers la cornée, autour de laquelle ils sont parfois si serrés qu'ils forment comme une rougeur homogène (anneau périkératique), faisant le tour ou une partie seulement du tour de la cornée. La rougeur a son maximum près de la cornée et va en diminuant vers le cul-de-sac. *Ne pas confondre cette rougeur scléroticale ou profonde avec la rougeur conjonctivale ou superficielle* (Voir *Séméiologie de l'œil rouge*, p. 85 et fig. 44).

Examen de la cornée. — A. **Reflet ou poli de la surface.** — La cornée est un miroir convexe qui réfléchit les lumières ; si l'épithélium est lésé, le reflet manque en totalité ou en partie et la cornée paraît *dépolie* dans cette étendue. — B. **Inégalités de surface** : le dénivellement dû à une perte de substance est petit et à bords nets (*phlyctène*) ou large et à bord sinueux et infiltrés (*ulcère*). — C. **Corps étrangers** : y penser toujours et les rechercher (page 75). — D. **Opacités cornéennes** : soit *blanches*, indélébiles (taies), soit *grisâtres*, infiltrations en évolution ; superficielles (le poli de la cornée manquant à leur niveau) ou interstitielles (le reflet étant partout conservé). — E. **Sensibilité** : toucher la cornée avec un stylet ou un fragment de papier, en écartant bien les paupières pour ne pas frôler les cils : *hypo* ou *hyperesthésie.*

Examen de la chambre antérieure. — La chambre antérieure, ou espace séparant l'iris de la cornée, peut être *augmentée de profondeur* ou *diminuée.* Elle peut contenir du sang (*hypohéma*), du pus (*hypopion*) ou de *petits flocons fibrineux* ; toutes ces substances s'amassent à la partie déclive (fig. 29).

Examen de l'iris. — A. **Couleur** : la comparer avec celle du côté sain ; sa *décoloration* s'accompagne d'une teinte louche, d'un « aspect pisseux ». — B. **Contour de la pupille**, soit déformé avec *angles mousses, sans adhérences* au cristallin (tabes, paralysie générale), soit déformé à *angles aigus* d'où partent de petites languettes *adhérentes* au cristallin (synéchies, fig. 31). — C. **Orifice pupillaire**, soit d'un *beau noir* normal, soit *recouvert d'exsudats* se soudant au bord pupillaire déformé et adhérent par des synéchies (oblitération pupillaire par iritis) ; soit d'une *teinte grisâtre* semblant plus ou moins profondément située derrière le plan de l'iris (cataractes à divers stades, fig. 33) ; soit d'une *teinte verdâtre*, la pupille étant dilatée (glaucome aigu, fig. 32) ; soit d'une *teinte purulente* (phlegmon de l'œil).

D. **Dimensions de la pupille**, soit petite (*myosis*), soit agrandie (*mydriase*). Comparer entre elles la pupille des deux yeux afin de reconnaître l'INÉGALITÉ PUPILLAIRE. Si la différence entre elles ne semble pas très nette, employer mon procédé de la *mydriase provoquée* : instiller dans les deux yeux un nombre égal de gouttes de cocaïne à 4 p. 100 (qui est un mydriatique) ; dix minutes après, examiner à nouveau ; les deux pupilles sont dilatées, mais surtout celle qui était déjà la plus grande ; ce procédé souligne donc l'inégalité pupillaire.

E. **Réflexes pupillaires.** — Il y a avantage à les rechercher à l'éclairage oblique dans la chambre noire (page 18) ; on peut cependant le faire au jour : *a*) *réflexe lumineux direct* : on éclaire un œil, sa pupille se contracte ; *b*) *réflexe lumineux consensuel* : on éclaire un œil, la pupille de l'autre se contracte ; pour la bonne recherche de ces deux réflexes il est bon de faire regarder le patient au loin ; *c*) *réflexe à la distance ou à l'accommodation* : le sujet regarde au loin, puis brusquement de près ; ses pupilles doivent se contracter. — *Le signe d'Argyll-Robertson* consiste dans la perte des deux réflexes lumineux avec conservation du réflexe à la distance. La *paralysie pupillaire* est constituée lorsque les trois réflexes sont abolis.

II. — ON EXAMINE ENSUITE LE MALADE
A LA CHAMBRE OBSCURE.

A. **Recherche des réflexes pupillaires.** — Elle se fait comme au jour ; mais elle est bien plus précise.

B. **Méthode de l'éclairage oblique** (fig. 8). — L'observateur est en face du sujet et la lampe placée latéralement (ce qui est oblique, ce n'est pas l'examen, mais l'éclairage). Avec une loupe quelconque, on concentre les rayons lumineux en un cône, dont

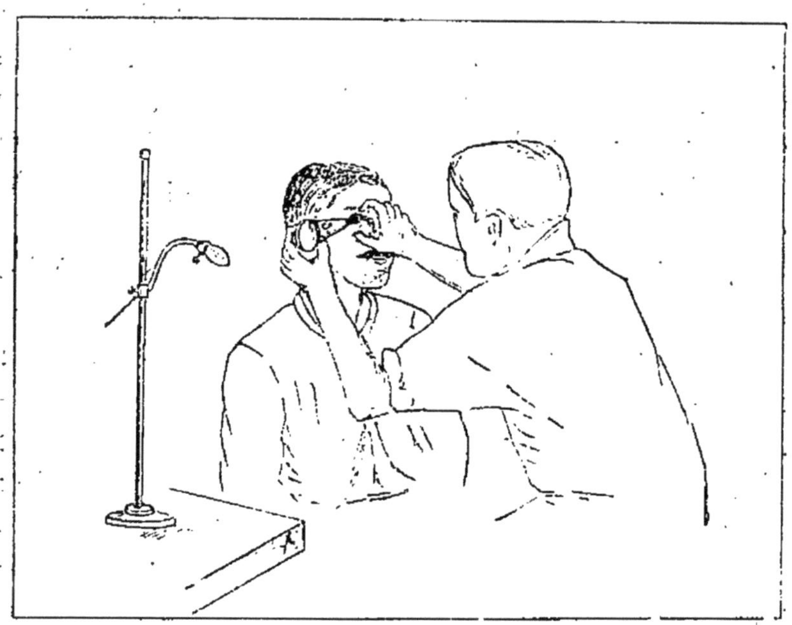

Fig. 8. — Examen à l'éclairage oblique.

on déplace le sommet sur tous les points de l'œil, y compris l'iris et la chambre antérieure. — *Ce procédé, très simple, fait voir une quantité de détails qu'on ne peut voir à la lumière du jour ; on a tort de ne pas le pratiquer couramment.*

III. — ON TERMINE PAR L'EXAMEN SUBJECTIF.

A. **Détermination de l'acuité visuelle.** — Le sujet est placé le dos à la fenêtre et à 5 mètres de lettres-types bien éclairées. *Un œil normal doit lire à 5 mètres les lettres de la figure* 9 ; l'acuité n'est que de 8/10 de la normale si le sujet ne peut les lire qu'à 4 mètres, de 6/10 s'il ne lit qu'à 3 mètres, de 5/10 ou 1/2 s'il ne lit qu'à 2ᵐ,50, de 4/10 s'il ne lit qu'à 2 mètres, de 2/10 s'il ne lit qu'à 1 mètre et de 1/10 s'il doit s'approcher jusqu'à 0ᵐ,50. Faire cette recherche œil par œil, l'autre étant masqué par la main (sans le comprimer).

Deux cas : ou l'acuité est normale ou elle est insuffisante. Dans le deuxième cas, il peut s'agir (Voy.

N T O R A

Fig. 9. — Acuité visuelle normale (à 5 mètres).

Séméiologie de l'abaissement de la vision, page 98), soit de lésions oculaires, soit de vices de réfraction (page 64) ; il faut alors corriger ceux-ci pour savoir quelle est la véritable acuité, qu'il est impossible de déterminer sans cela.

B. **Mensuration du champ visuel.** — A défaut de périmètre, placer le sujet le dos à la fenêtre, se mettre en face de lui à 35 centimètres et se faire regarder la racine du nez. Puis, mouvoir la main dans les diverses directions et juger approximativement de l'étendue du champ ; comme pour l'acuité visuelle, faire cette recherche œil par œil, l'autre étant masqué.

C. **Mise en évidence de la diplopie.** — *Il est très rare que le malade déclare spontanément qu'il voit* « *double* » ; le plus souvent, il dit seulement voir « trouble » ou éprouver du vertige lorsqu'il regarde dans certaines directions. On doit alors rechercher systématiquement la diplopie, qui passerait inaperçue : mettre un verre rouge devant un œil (les deux yeux étant ouverts) et déplacer dans les diverses directions une lumière, qu'il doit suivre du regard *sans bouger la tête*; s'il y a diplopie, le patient voit, dans une ou plusieurs de ces directions, la lumière se dédoubler en une lumière blanche et une lumière rouge.

TROISIÈME PARTIE

ÉTUDE ANALYTIQUE
DES DIFFÉRENTES AFFECTIONS
OCULAIRES

A. — Sourcil.

Kyste dermoïde. — Petite masse arrondie, mobile sous la peau, non inflammatoire, indolore ; congénital, mais subissant un accroissement à la puberté ; siège surtout vers la queue du sourcil. — Traitement : Ablation.

Furoncle. — Caractères ordinaires, mais souvent masqué sous les poils. *Important à diagnostiquer*, car il peut se compliquer d'un phlegmon de l'orbite. — Traitement : habituel du furoncle.

Dermatoses diverses.

B. — Paupières.

Phlegmons. — Caractères ordinaires (rougeur, chaleur, tuméfaction, douleur) ; mais œdème très marqué, produisant l'occlusion des paupières (*toujours écarter pour voir l'état de l'œil sous-jacent*). Distinguer les abcès vraiment palpébraux des collections rétro-palpébrales (phlegmon de l'orbite, sinusites suppurées, dacryoadénite ou abcès de la glande lacrymale). Après ouverture, ils laissent parfois des cicatrices avec ectropion (page 27). — Traitement:

incision horizontale, n'intéressant que la peau ;
aller ensuite chercher le pus avec la sonde cannelée,
pour *éviter de sectionner le muscle releveur palpébral*
qui occupe la partie médiane de la paupière.

Érysipèle. — Prend souvent naissance à l'angle

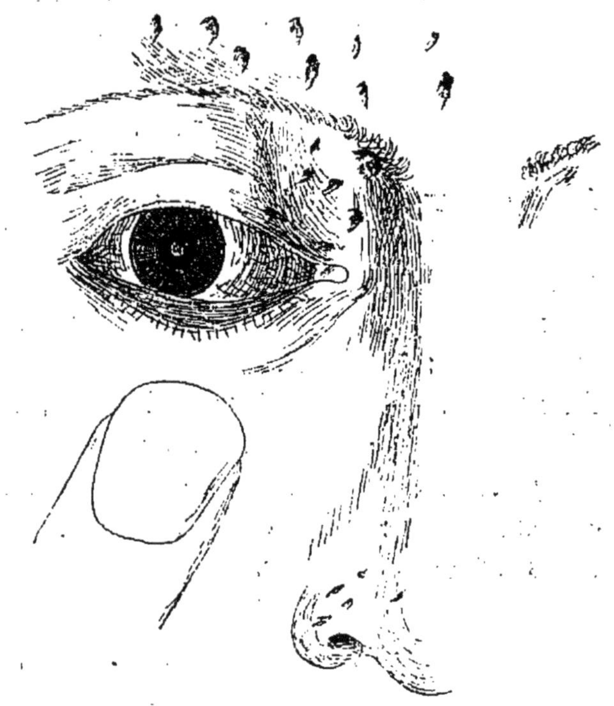

g. 10. — Zona ophtalmique avec ulcère cornéen.

interne. Ses caractères locaux (bourrelet, ganglions)
et le retentissement sur l'état général empêcheront
de confondre avec une dacryocystite aiguë (page 43).
— Traitement habituel.

Syphilis. — α) **Chancre.** — Très rare ; caractères ordinaires, mais avec œdème assez marqué. —
β) **Gommes,** soit gommes osseuses du rebord de l'or-

bite et s'ouvrant à la peau, soit gommes vraies de la paupière, ayant quelquefois le caractère phagédénique et laissant de l'ectropion cicatriciel (page 27). — TRAITEMENT général.

Actinomycose. — Surtout à la paupière inférieure, toujours secondaire à celle de la mâchoire et de la face ; fistules avec pus à graines jaunes ; affection rare. — TRAITEMENT interne ioduré intensif.

Tuberculose. — Surtout fistules d'ostéite au rebord orbitaire ; prédominance à la partie inféro-externe (région malaire). L'ectropion cicatriciel en est une suite fréquente.

Zona ophtalmique. — *Toujours unilatéral.* Apparition de placards érythémateux se couvrant de vésicules, bientôt ulcérées ; ces vésicules s'ordonnent en éventail irradié sur la paupière et le front, ne dépassant pas la ligne médiane (fig. 10); l'anesthésie cutanée est complète ; les douleurs sont vives et souvent longuement persistantes. Dans le tiers des cas (lorsqu'il y a des vésicules de l'aile du nez), il se produit des *ulcérations de la cornée* (page 46), dont le pronostic peut être très grave ; les prévoir quand la cornée est hypoesthésique. — TRAITEMENT : habituel du zona et des ulcérations cornéennes.

Chalazion. — Petit kyste d'une glande de Meibomius, donc : *non inflammatoire* (tout au moins au début, car à la longue il peut s'infecter) et *intra-tarsien* ; de ce siège découle sa position *assez loin du bord* de la paupière (fig. 11), et sa *non-adhérence à la peau* qui peut être plissée au-devant de lui. Se produit spontanément (souvent avec poussées au moment des règles) ou à la suite de blépharite ;

dans ce dernier cas, il peut être multiple ou à répéti-
tion. — TRAITEMENT : *S'il est suppuré*, l'inciser comme
un abcès ; *s'il n'est pas suppuré*, ablation : injecter
une goutte de cocaïne à 1 p. 100, mettre la pince à
chalazion de Desmarres (fig. 12), qui protège l'œil
et arrête l'écoulement du sang, inciser la peau paral-
lèlement au bord de la paupière, puis le plan du

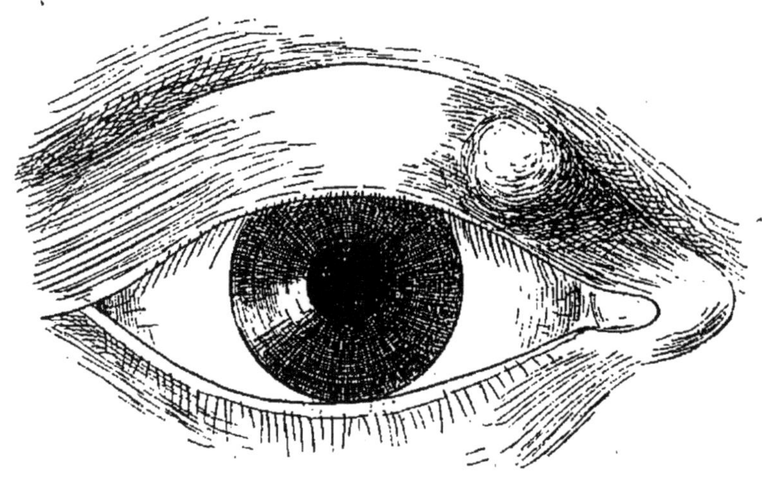

Fig. 11. — Chalazion.

muscle orbiculaire ; on saisit le kyste avec une pince
ou mieux on le harponne avec un crochet (fig. 13) et
deux coups de ciseaux le détachent ; un coup de curette tranchante nettoie la cavité s'il est resté un
peu de la paroi du kyste. Traiter la blépharite conco-
mitante s'il y a lieu.

Orgelet. — Petit furoncle à la base d'un cil,
donc : *caractère inflammatoire* (marche aiguë, douleur,
rougeur, œdème palpébral, souvent assez marqué),
siège au niveau du bord libre, adhérence à la peau

(opposez ces signes à ceux du chalazion). Il survient
sur des paupières antérieurement saines (contamination accidentelle) ou au cours de blépharites anciennes et à poussées récidivantes. — TRAITEMENT :
au début, compresses très
chaudes d'eau salée à
14 p. 1000 (1), application
à la racine des cils de
pommade iodoformée à 1
p. 100 ; si le pus se col-
lecte, inciser d'un coup de
pointe la zone jaunâtre,
exprimer le pus, com-
presses chaudes.

Blépharites. — 1)
**Forme simple ou squa-
meuse.** — Bord palpébral
un peu épaissi, croûtelles
à la base des cils qui sont

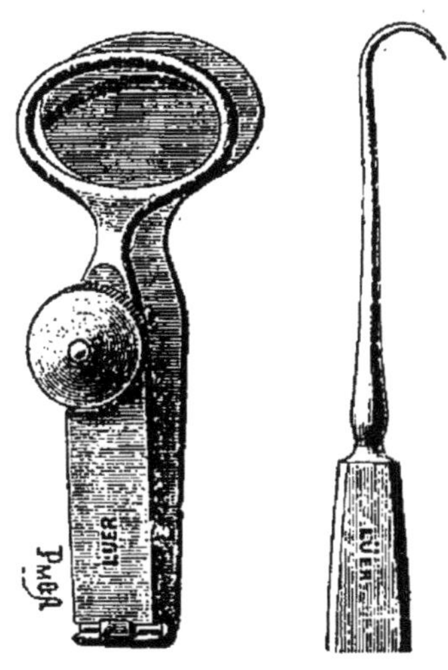

Fig. 12.   Fig. 13.

raréfiés, rougeur légère et cuisson au vent ou après
un travail prolongé. Deux ordres de causes : générales (lymphatisme, herpétisme, arthritisme), ou
locales (mauvais état des voies lacrymales, irritations professionnelles, très souvent vice de réfrac-

(1) La solution de chlorure de sodium à 14 grammes par
litre d'eau est une solution dont la concentration molécu-
laire équivaut exactement à celle des larmes ; mes recherches personnelles (Congrès français d'Ophtalmologie, 5 mai
1908. Archives d'Ophtalmologie, 15 mai 1908) ont établi
cette solution par la cryoscopie et divers procédés expéri-
mentaux « in vitro » et « in vivo ». Cette solution convient
donc pour tous lavages, compresses et bains des yeux asep-
tiques ; ce sont de véritables *larmes artificielles.*

tion, surtout hypermétropie et astigmatisme). — TRAITEMENT : soigner avant tout la cause. Puis, bains des yeux matin et soir, deux minutes chaque fois, avec la solution d'hyposulfite de soude à 5 p. 100, sécher et appliquer à la base des cils de la pommade au calomel à 1 p. 100, quelquefois de la pommade à l'oxyde rouge de mercure à 1 p. 150 ou à 1 p. 100. Dans la blépharite avec eczéma des paupières employer cette pommade·(De Lapersonne) : oxyde de zinc 1 gramme, résorcine 0^{gr},10, vaseline 10 grammes.

2) **Forme grave ou ulcéreuse.** — Plutôt chez les enfants strumeux ou les vieillards à voies lacry-

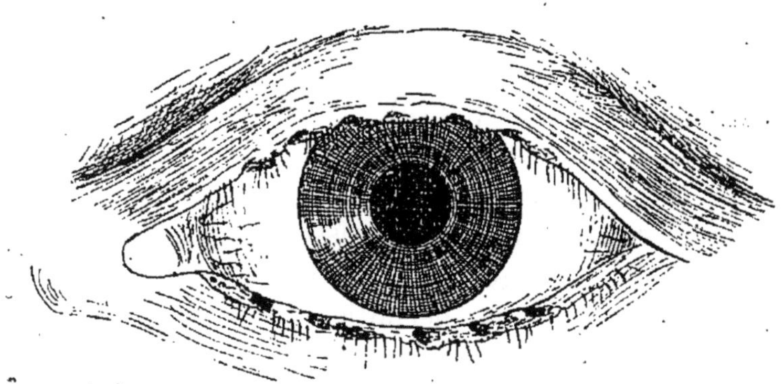

Fig. 14. — Blépharite ulcéreuse et croûteuse.

males obstruées. A la base des cils, ulcérations recouvertes de croûtes purulentes (fig. 14), chute des cils, rougeur et épaississement marqué du rebord palpébral, souvent renversé en ectropion. — TRAITEMENT : soigner d'abord la cause ; puis, arracher les cils les plus infectés, enlever les croûtes par des cataplasmes, déterger les ulcérations, en toucher les parois

avec un bourdonnet de coton imbibé de la solution
de nitrate d'argent à 1 p. 100 ; applications de pommade à l'ichthyol, à 1 p. 200 ou 1 p. 100.

Ectropion. — Renversement de la paupière, qui
montre, en totalité ou en partie, sa face muqueuse ;
va du simple « décollement » ou « bâillement » de la
paupière au renversement total. *Soit de nature cicatricielle* (fig. 35) et portant aussi bien sur la paupière
supérieure que sur l'inférieure (cicatrices rétractiles
par phlegmons, gommes, fistules ostéo-cutanées,
lupus, surtout brûlures), — *soit de nature spontanée*
(fig. 15) ; dans ce dernier cas, il porte uniquement

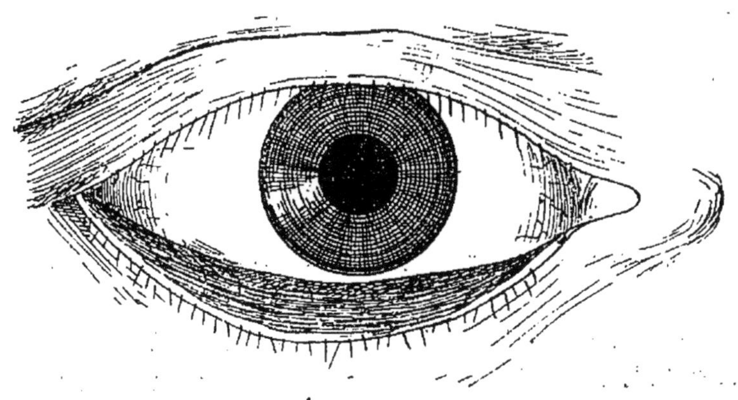

Fig. 15. — Ectropion sénile (non cicatriciel).

sur la paupière inférieure ; il existe assez souvent
dans la paralysie faciale ; mais, beaucoup plus fréquemment, on le rencontre chez des vieillards ayant
les voies lacrymales obstruées ; c'est alors l' « ectropion lacrymal », si commun chez les vieux paysans.

— TRAITEMENT : *s'il est cicatriciel*, les paupières
sont souvent si rétractées que la cornée n'est plus

protégée et peut être détruite par de graves ulcères ; il faut, pour la protéger, faire d'importantes opérations autoplastiques ; — *s'il est spontané*, soigner s'il y a lieu la paralysie faciale, mais surtout rétablir la perméabilité des voies lacrymales (Voy. page 41) ; dans les degrés marqués, il faut, en plus, redresser chirurgicalement la paupière tombante.

Entropion. — Enroulement de la paupière, dont

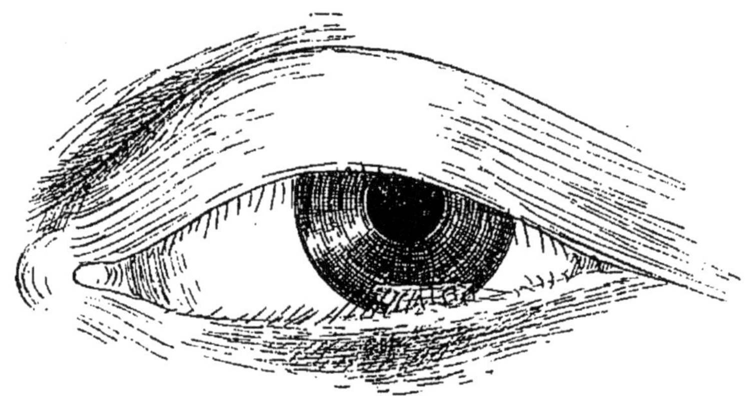

Fig. 16. — Entropion (paupière inférieure) et ulcère cornéen.

les cils viennent frotter sur la cornée et l'ulcèrent (fig. 16). *Soit de nature cicatricielle*, par brûlures ou surtout par trachome (Voy. page 32), *soit de nature spasmodique*, ne portant jamais que sur la paupière inférieure ; ce dernier se produit surtout chez les très jeunes enfants ou les vieillards ; lorsque ces sujets présentent des irritations conjonctivales persistantes ou des ulcérations de la cornée, ne jamais oublier de rechercher si leur paupière inférieure ne s'enroule pas en dedans avec frottement des cils sur l'œil. — Traitement : dans les cas cicatriciels, opérations correctrices ; dans les cas spasmodiques, maintenir déroulée la paupière inférieure au moyen de languettes de diachylon ou des sutures appliquées sur la face cutanée de la paupière.

Blépharospasme. — Spasme empêchant l'ouverture des paupières. Dépend très rarement de causes générales (hystérie), presque toujours de causes locales (surtout photophobie par lésions cornéennes chez les enfants) ; nécessite parfois les écarteurs palpébraux (Voy. p. 8) pour l'examen de l'œil. Chercher toujours la cause. *Ne jamais négliger de voir l'état de l'œil sous-jacent.* — TRAITEMENT : celui de la cause.

Ptosis. — Chute partielle ou totale de la paupière supérieure, par insuffisance, congénitale ou acquise (par maladie ou par traumatisme), du muscle releveur palpébral ; pour l'étiologie, voir « paralysies oculaires » (p. 61). La paupière est tombante, mais le sourcil est plus élevé que du côté sain, car le muscle frontal vient en aide au releveur insuffisant. — TRAITEMENT : *s'il est congénital,* opération correctrice ; — *s'il est acquis,* traitement général (celui de la cause) et local (électrisation) comme dans les autres paralysies oculaires ; si le traitement médical ne donne rien, opération correctrice plus tard.

Épithéliomas. Cancroïdes. — Petit bouton charnu, qui peu à peu se craquelle, s'ulcère et gagne du terrain en largeur et en profondeur. Bien plus fréquent à la paupière inférieure, sur le bord libre ou dans les angles palpébraux (fig. 17). — TRAITEMENT : *ne jamais cautériser,* soit par le fer rouge, soit par des caustiques. S'il est superficiel, radiothérapie ; s'il est un peu large ou profond, ablation dépassant *largement* les limites du mal; si la brèche ainsi faite est large, la combler par un lambeau autoplastique.

Lupus. — Surtout partie interne de la paupière

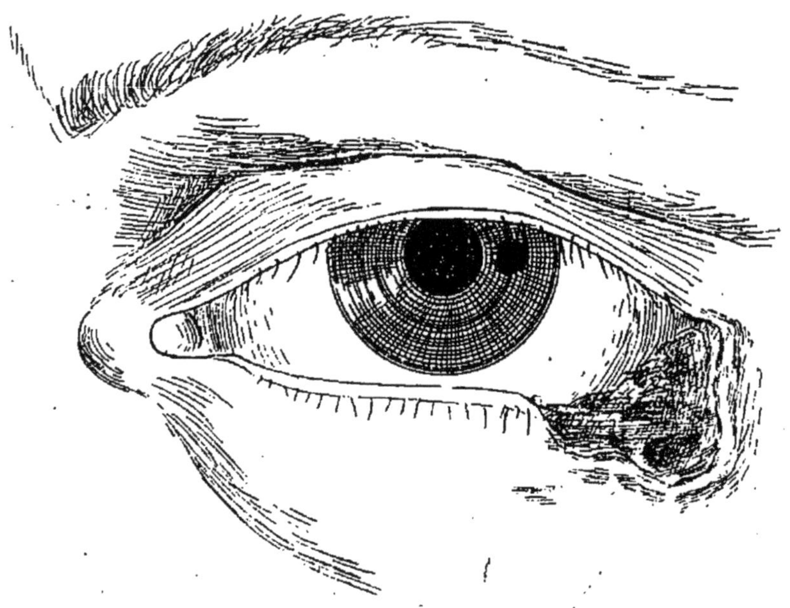

Fig. 17. — Épithélioma (cancroïde) des paupières.

inférieure ; s'il en résulte de l'ectropion cicatriciel, redresser chirurgicalement la paupière.

Eczéma. — Soit localisé au bord libre (Voy. *Blépharites*, p. 25), soit atteignant le corps de la paupière. Quelquefois il est provoqué par l'écoulement des larmes, par la phtiriase. Forme chronique, à petites squames, la plus fréquente ; parfois forme aiguë. — TRAITEMENT : pas de pansements humides.

Formes aiguës : pâte avec acide salicylique 0,10 centigrammes, oxyde de zinc et amidon ââ 10 grammes, vaseline 20 grammes. *Formes chroniques* : pommade à l'oxyde de zinc et résorcine (Voy. *Blépharite squameuse*, p. 25) ; parfois aussi des préparations au soufre ou au goudron.

C. — Conjonctive.

Pinguécula. — Petit dépôt graisseux jaunâtre sous la conjonctive, près de la cornée, uni ou bilatéral, dans l'âge mûr. Reste stationnaire, bénin. — TRAITEMENT : le laisser ou l'enlever : goutte de cocaïne, coup de ciseaux, une petite soie pour réunir.

Ptérygion. — Plissement conjonctival spontané, uni ou bilatéral, étendu horizontalement, en forme de comète (fig. 18), dont la tête empiète sur la cornée et gagne peu à peu vers son centre ; survient dans l'âge mûr. — TRAITEMENT : ablation, couvrir la brèche par une petite autoplastie conjonctivale (assez délicate).

Cicatrices de la conjonctive. — Consécutives au séjour prolongé d'un corps étranger, surtout aux brûlures (Voy. Chapitre *Traumatismes* et fig. 36).

Conjonctivite folliculaire. — Semis de petits follicules translucides, non inflammatoires, sur la face postérieure de la paupière inférieure ; prurit léger. Affection bénigne et toujours bilatérale. Presque exclusivement chez l'enfant ou l'adolescent ; plus grande fréquence chez l'hypermétrope. — TRAITEMENT : rechercher l'hypermétropie et la corriger ; bains oculaires biquotidiens avec la solution d'hyposulfite de soude à 5 p. 100, suivis d'instillation d'argyrol ou de protargol à 1/50.

Conjonctivite phlycténulaire. — Voy. *Kératite phlycténulaire* (p. 44).

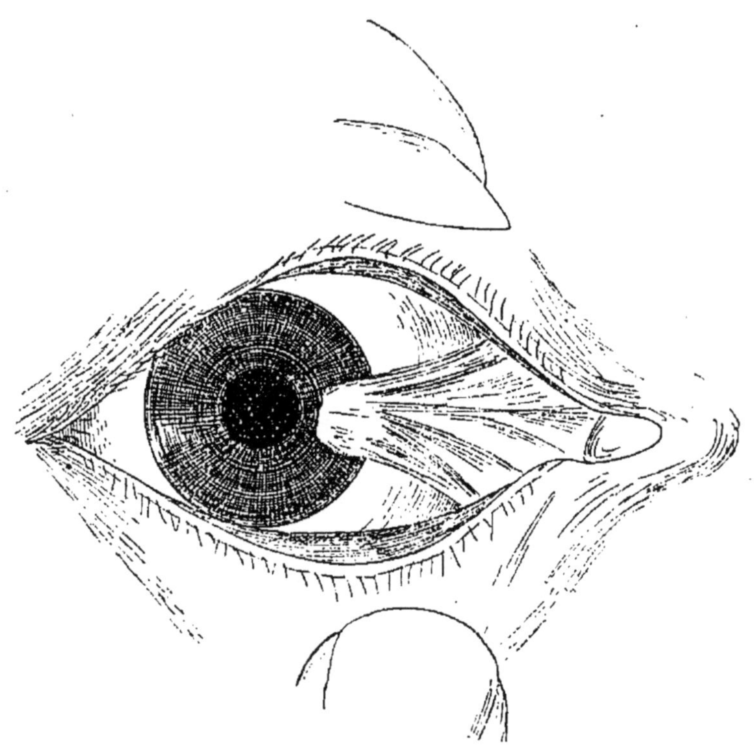

Fig. 18. — Ptérygion.

Conjonctivite granuleuse ou Trachome. — *Affection grave*, à ne pas confondre avec la conjonctivite folliculaire (souvent on emploie à tort ces deux termes l'un pour l'autre). Relativement rare en France : peu fréquente à Paris, très rare dans les petites villes, à peu près inconnue à la campagne.

Contagieuse. Siège exclusif à la face postérieure de la paupière *supérieure,* qu'il faut retourner pour voir de grosses granulations charnues et rouges. Sa gravité tient à sa longue évolution, qui se complique d'ulcérations de la partie supérieure de la cornée et d'entropion. — TRAITEMENT : prophylaxie de l'entourage. Instillation de sulfate de cuivre (en solution dans la glycérine) à 1/60 ou à 1/30 ; traitement des ulcérations cornéennes (Voy p. 48) ; interventions souvent nécessaires.

Conjonctivites catarrhales. — *a)* **Conjonctivite catarrhale aiguë.** — Qualifiée de « coup d'air ». Assez brusquement un œil devient très rouge ; mais *cette rougeur est superficielle* (vaisseaux gros, tortueux, mobiles quand on plisse la conjonctive, maximum vers le cul-de-sac (fig. **19**) ; éviter de confondre cette rougeur superficielle ou conjonctivale avec la rougeur profonde ou scléroticale ; *ne pas diagnostiquer « conjonctivite » chaque fois qu'un œil est rouge* (Voy. *Séméiologie de l' « œil rouge »,* p. 85). Il existe plus ou moins de *gonflement* de la conjonctive. Il y a sécrétion et *les paupières sont collées au réveil,* les cils chargés de concrétions. Le patient tient difficilement son œil ouvert et travaille péniblement ; il a la *fausse sensation de « gravier » sous la paupière supérieure,* souvent il est persuadé avoir un corps étranger et veut qu'on le lui enlève. La cornée reste bien claire, la pupille n'est pas déformée et a conservé tous ses réflexes ; l'iris n'est pas décoloré. Le plus souvent, un jour ou deux plus tard, le second œil se prend. *Contagieuse, mais bénigne.*

Traitement : *Prophylaxie* de l'entourage ou du second œil quand un seul est pris. *Ne jamais mettre de bandeau occlusif* (comme dans toute conjonctivite) ; tout au plus un petit bandeau flottant (fig. 48). *Lavages* extérieur et intérieur cinq à six

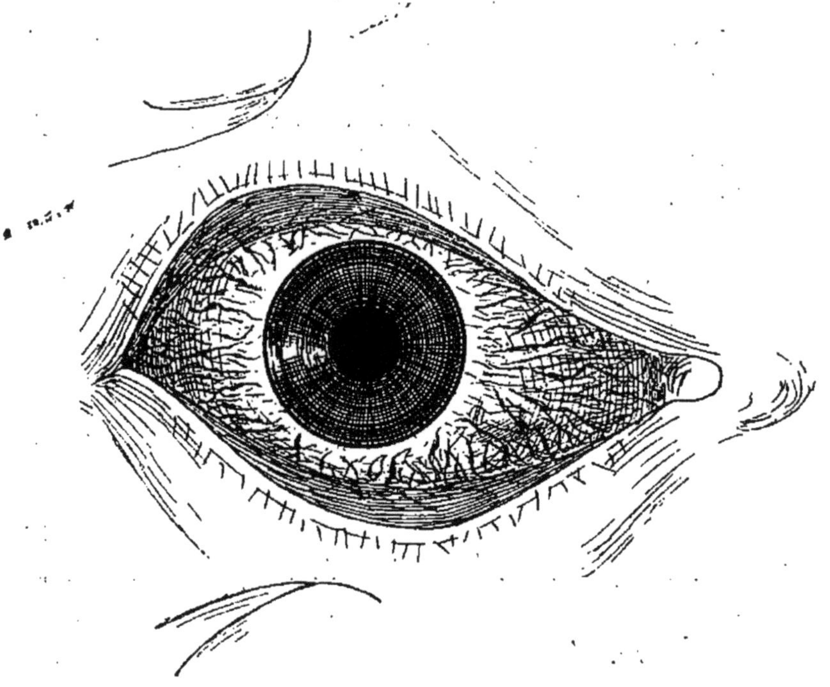

Fig. 19. — Conjonctivite aiguë.

fois par jour avec solutions tièdes d'oxycyanure de mercure à 1/5000 ou d'eau boriquée ; instillations biquotidiennes de IV à V gouttes de *nitrate d'argent* à 1 p. 100 (non précédées de cocaïnisation, qui précipite et neutralise le nitrate, non suivies de la neutralisation, classique mais inutile, à l'eau salée).

b) **Conjonctivite catarrhale subaiguë.** — Procède par poussées. Pendant la poussée, mêmes symptômes que ceux de la forme précédente, mais plus atténués (fig. 19). Dans l'intervalle des poussées, l'œil est blanc, mais la face profonde de la paupière est un peu rouge, l'œil un peu humide ; *légère agglutination des paupières au réveil* (ne jamais oublier de le demander) et fatigue au travail. Presque toujours bilatérale. Des sujets négligents traînent cette conjonctivite, avec fluctuations, pendant tout l'hiver. — TRAITEMENT : pas de bandeau occlusif. Prophylaxie. Instillations bi ou triquotidiennes de *sulfate de zinc* à 1 p. 100 (addition facultative de cocaïne au même titre ou de X gouttes d'eau de laurier-cerise) ; continuer ce collyre pendant quatre, cinq jours après la guérison apparente.

Conjonctivites purulentes ou Ophtalmies. — a) **Conjonctivites purulentes non gonococciques.** — La forme catarrhale aiguë prend parfois le caractère purulent et ressemble complètement à l'ophtalmie gonococcique, mais elle est bénigne et n'attaque pas la cornée. Le microscope donne seul la certitude ; en attendant, commencer le traitement comme s'il s'agissait du gonocoque.

b) **Conjonctivite purulente à gonocoques.** — *Très grave*, car la cornée est touchée dans près d'un tiers des cas. — *Etiologie* : le plus souvent soit chez l'adulte atteint d'écoulement génital, soit chez le nouveau-né ; plus rarement chez l'enfant (vulvo-vaginite des petites filles) ou par des modes divers de contamination. Chez le nouveau-né, les deux yeux toujours pris d'emblée ; chez l'enfant ou l'adulte, un seul œil, au moins au début. — *Incubation courte*, donc elle apparaît le lendemain ou le surlendemain de la naissance. Paupières gonflées et collées par des concrétions (Voy. fig. 20) jaune d'or ou jaune vert. *Ouvrir lentement les paupières*, pour éviter la projection du pus amassé derrière elles. Conjonctive très rouge, œdématiée, plissée (fig. 20)

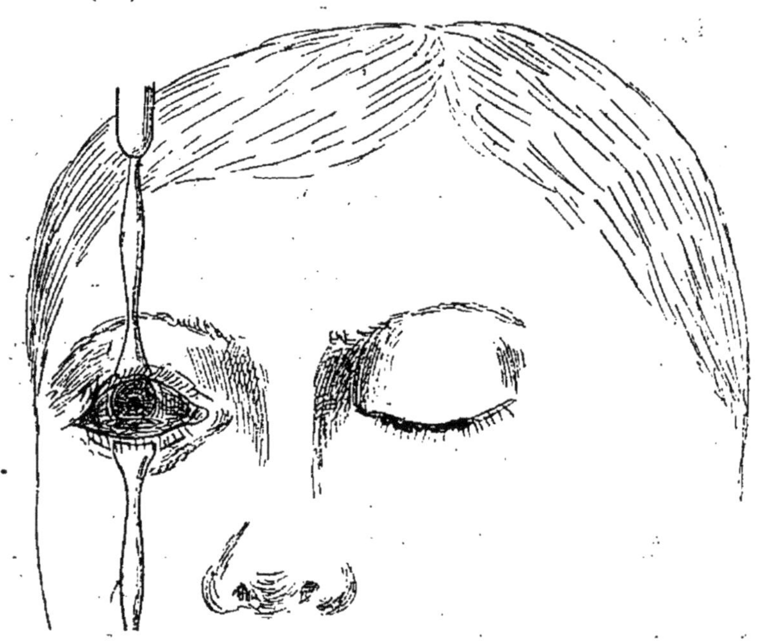

Fig. 20. — Ophtalmie purulente des nouveau-nés.

et recouvrant parfois une partie de la cornée. *Quand la cornée se prend,* on voit, au bout d'un jour ou deux, un ulcère jaunâtre, avec perte du reflet, soit au centre de la cornée et arrondi, soit au bord et en coup d'ongle. S'il n'est pas enrayé, dans le premier cas, la cornée se perfore au centre, dans le second, il fait le tour de la cornée qui est éliminée en totalité, comme tombe un verre de montre. L'œil s'atrophie ou, pour le moins, il reste de larges taies.

Traitement prophylactique : chez l'adulte : nettoyage des mains souillées après les soins génitaux ; pour éviter l'atteinte du second œil, dormir

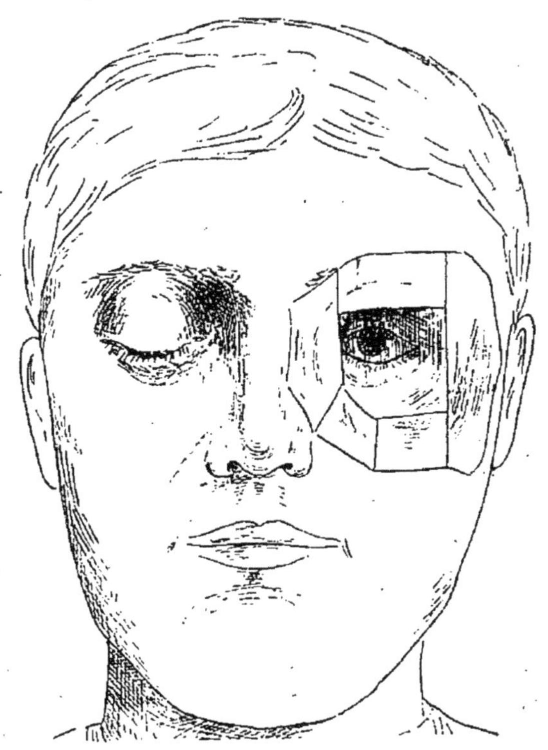

Fig. 21. — Ophtalmie purulente, protection de l'œil sain.

couché du côté de l'œil malade et surtout appliquer devant l'œil sain un large verre de montre maintenu par des bandelettes de diachylon (fig. 21) ; interdire l'usage du mouchoir. Prophylaxie de l'entourage (linge de toilette personnel, lit à part, interdiction d'embrasser les enfants, etc...). — Chez

LE NOUVEAU-NÉ : dans les cas suspects, avant l'accouchement injections vaginales, hâter l'accouchement pour diminuer le séjour de la tête dans le canal vulvo-vaginal. Dès la naissance, avant même la ligature du cordon, nettoyage des yeux et instillation de II à III gouttes de nitrate d'argent à 1 p. 100, sans cocaïnisation préalable, ni neutralisation consécutive à l'eau salée. Si l'on n'a pas de nitrate sous la main, ce qui est un oubli, instiller du jus de citron. *Prendre ces soins pour tous les accouchements sans exception ; les exiger des sages-femmes.* On évitera ainsi bien des cécités ou des demi-cécités. — *Prophylaxie de l'entourage* : ouvrir lentement les paupières pour éviter la projection du pus, interdire d'embrasser l'enfant, de le tenir contre soi ; brûler aussitôt l'ouate utilisée ; nettoyage immédiat des mains, etc...

TRAITEMENT CURATIF. — Le commencer sans aucun retard ; *appliqué à un enfant qui n'a pas une véritable ophtalmie gonococcique il est inoffensif, tandis que l'erreur inverse peut en faire un aveugle.* Pas de bandeau occlusif. Toutes les deux heures, lavage extérieur des yeux à l'eau bouillie ; trois fois par jour, un grand lavage intérieur au permanganate de potasse (1/3000), dont on fait passer un demi-litre ou un litre. Ce lavage doit être fait en ouvrant les paupières avec les écarteurs, mais *avoir bien soin de ne pas traumatiser la cornée* (Voy. p. 8 et fig. 5) ; profiter de cet écartement pour *surveiller l'état de la cornée.* Enfin, une fois ou même deux fois par jour, instillation de nitrate d'argent à 2 ou quelquefois 3 p. 100, sans la faire suivre de neutralisation à l'eau salée. Plus tard diminuer le titre du nitrate jusqu'à 1 p. 100, mais en continuer l'emploi tant qu'il y a sécrétion. *S'il y a ulcération de la cornée*, même traitement, mais ne pas dépasser le titre de 1 p. 100 pour le nitrate ; s'il reste des taies (Voy. p. 50).

Conjonctivites à fausses membranes. — Il y a parfois dans les conjonctivites purulentes de légers exsudats membraniformes sur la conjonctive ; mais lorsqu'il y a fausse membrane épaisse, grisâtre, assez adhérente, avec suintement séreux, mais sans suppuration, on doit penser à la diphtérie, même s'il n'y en a pas de localisation ailleurs. — TRAITEMENT : si c'est un exsudat au cours d'une ophtalmie, n'en pas tenir compte ; si l'on craint une diphtérie conjonctivale, commencer *immédiatement* le traitement, avant même d'avoir le résultat de l'analyse bactériologique : injections sous-cutanées de sérum de Roux et instillations triquotidiennes de ce sérum dans l'œil.

D. — Voies lacrymales.

Larmoiement chronique. — Quelquefois chez des gens jeunes ayant des affections du nez (examen du nez) ; mais presque toujours chez les vieillards, surtout ceux qui vivent au grand air et ceux qui prisent. D'abord, *larmoiement simple*, n'apparaissant qu'au froid et au vent, puis même à la maison ; ensuite *larmoiement avec reflux* : lorsqu'on presse avec le doigt le sac lacrymal, il reflue par les points lacrymaux des larmes d'abord, puis du muco-pus ; souvent il y a plus tard *dilatation du sac* visible à l'œil. — COMPLICATIONS : ce larmoiement entretient de la conjonctivite chronique, de la blépharite (p. 25), se compliquant souvent d'ectropion de la paupière inférieure ; c'est l' « ectropion lacrymal » (p. 27). Cette infection chronique des voies lacrymales (dacryocystite chronique) se complique souvent de dacryocystite aiguë (p. 43); mais, ce qui est plus grave encore, c'est le séjour continuel à la surface de l'œil de larmes infectées : la moindre érosion traumatique de la cornée devient un ulcère (p. 46), qui peut entraîner la perte de l'œil ; toute intervention oculaire se termine par un phlegmon de l'œil ; *il est donc indispensable d'explorer les voies lacrymales avant de faire aucune intervention sur l'œil.*

EXPLORATION DES VOIES LACRYMALES : α) *simple examen*, qui montre l'œil humide ; la paupière est souvent un peu ectropionnée, son bord épaissi et le point lacrymal peu ou pas visible. — β) *pression digitale sur le sac*, afin de voir s'il y a reflux. — γ) *injection lacrymale* : dilater d'abord le point lacrymal inférieur au moyen d'un petit dilatateur spécial (fig. 22) ou d'une épingle dont un coup de ciseaux a abattu la pointe et dont quelques coups de lime ont émoussé les bords de cette section ; on a ainsi un dilatateur tronc-conique. Si le point lacrymal est trop atrésié, le sectionner au moyen du couteau boutonné de Weber (fig. 23) : on l'introduit dans le canalicule lacrymal, horizontalement et le tranchant en haut, puis on redresse le manche vers le haut et la paroi supérieure du canalicule est coupée sur une étendue de 2 à 3 millimètres, pas davantage. On fait alors une injection d'eau bouillie au moyen d'une petite seringue quelconque, terminée par un embout spécial (fig. 24) ; à défaut de cet embout, se servir d'une aiguille à injections hypodermiques dont un coup de ciseaux a abattu la pointe. On pousse doucement l'injection qui, si les voies sont perméables, passe soit dans le nez, soit dans la gorge (selon la position de la tête du patient).

CATHÉTÉRISME LACRYMAL. — Ne jamais le pratiquer que lorsque l'injection ne passe pas. Il comprend trois temps, répondant aux trois segments des voies lacrymales (fig. 26) : 1er *temps* : enfoncer verticalement la sonde de 2 millimètres environ ;

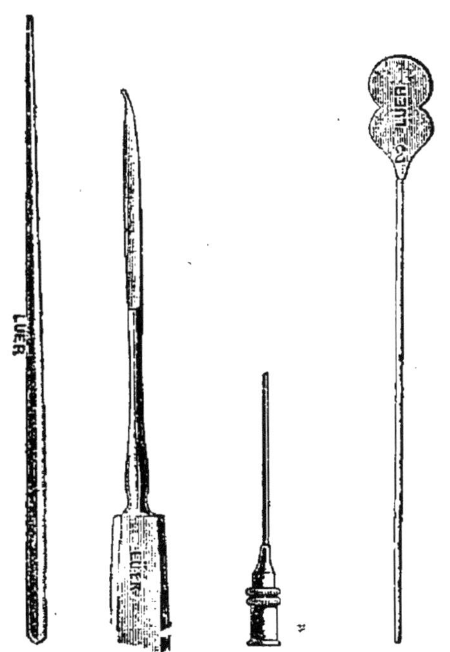

Fig. 22.   Fig. 23.   Fig. 24.   Fig. 25.

2e *temps* : le pouce gauche attire en dehors et en bas le corps de la paupière, afin de tendre le canalicule ; la sonde est poussée horizontalement et un peu oblique en haut *jusqu'à ce qu'elle rencontre une surface osseuse*, qui est l'unguis, supportant la paroi interne du sac ; 3e *temps* : enlever le pouce qui tirait la paupière, puis, *sans quitter le contact osseux*, redresser le manche de la sonde jusqu'à ce qu'il croise la tête du sourcil et pousser verticalement jusqu'au plancher des fosses nasales (2 centimètres et demi environ chez l'adulte) ; le pouce gauche, appliqué sur le rebord orbitaire, sent que la sonde

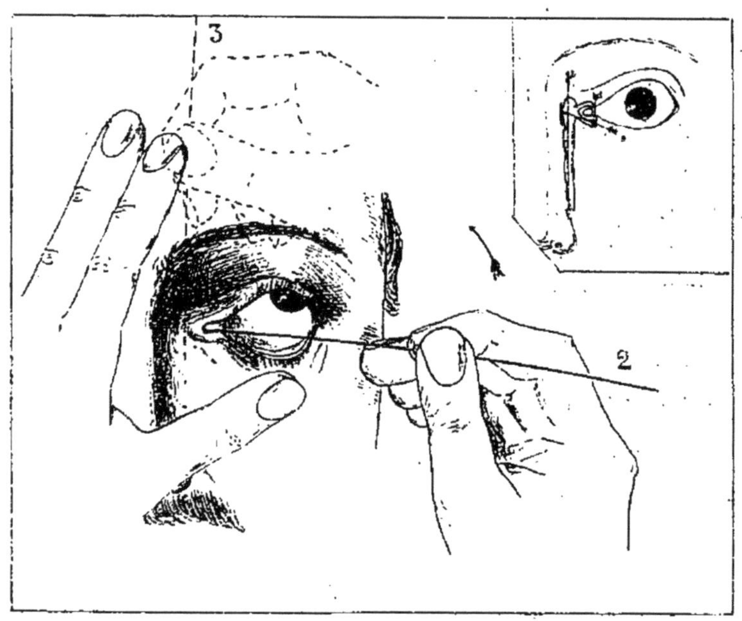

Fig. 26. — Cathétérisme lacrymal (à droite, les 3 temps).

s'engage derrière ce rebord et non en avant, car elle serait dans la joue. C'est généralement au début de ce troisième temps qu'on rencontre le rétrécissement. — *Pas de brutalité*, ne jamais se presser, *ne passer à un temps que lorsqu'on est sûr d'avoir bien terminé le temps précédent*. Ne pas se servir de la sonde n° 1 trop fine ; commencer par la sonde n° 2 et monter plus tard jusqu'aux n°s 4 et 5. Laisser la sonde dix minutes ; ne pas faire d'injection ensuite.

Dacryocystite aiguë ou Abcès du sac. — Jamais d'emblée, mais *toujours consécutive à une dacryocystite chronique.* Gonflement et rougeur en forme de virgule dans la gouttière naso-oculaire (fig. 27), œdème de la partie interne des paupières, *douleur à la pression juste au niveau du sac. Ne pas*

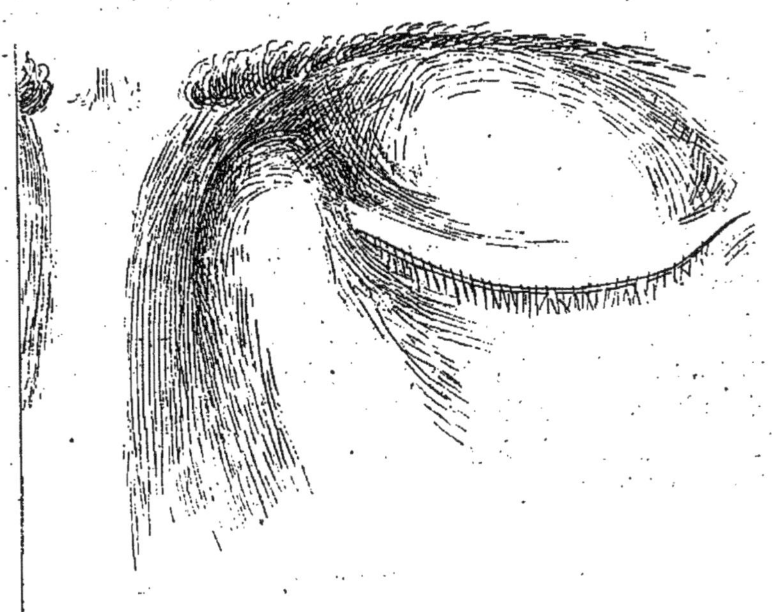

Fig. 27. — Dacryocystite aiguë (abcès du sac lacrymal).

confondre avec un érysipèle (bourrelet limitatif, extension rapide, état général atteint, pas de passé lacrymal). — TRAITEMENT : incision précoce, verticale, au point du sac saillant ou fluctuant ; il sort du pus qui est dans une poche précystique, puis (et ce second temps est indispensable), la sonde cannelée ouvre le sac, d'où il sort encore quelques gouttes de pus ; drain, cataplasmes. Après disparition de l'inflammation, cathétérismes pour lever l'obstruction lacrymale préexistante.

E. — Sclérotique.

Sclérite. — Épisclérite. — Rougeur vive limitée à une partie de la sclérotique près de la cornée, quelquefois une légère saillie de la paroi (bouton d'épisclérite) à laquelle la conjonctive adhère ; lourdeur et douleur sourde. *Ce n'est pas de la conjonctivite* (car, pas de rougeur généralisée, pas de sécrétion, ni d'agglutination des paupières au réveil ; voir Séméiologie de l' « œil rouge » page 85). Bénigne en général ; récidives fréquentes chez les arthritiques, chez les femmes au moment des règles. — Traitement : celui de l'état général ; localement, bains très chauds avec solutions de NaCl à 14 p. 1000 ou de salicylate de soude à 2 p. 100 ; les collyres à l'adrénaline sont inutiles.

F. — Cornée.

Kératites superficielles ou ulcéreuses. — A opposer à celles qui siègent dans l'épaisseur de la cornée (interstitielles), sans en atteindre la surface. Plusieurs formes :

A. **Kératite phlycténulaire.** — Petites phlyctènes grisâtres siégeant sur la cornée, de préférence à son pourtour (*kérato-conjonctivite phlycténulaire,* fig. 28) ; peu après, on voit à leur place un petit ulcère peu profond, qui disparaît en totalité ou laisse une petite taie ; les phlyctènes peuvent ne siéger que sur la conjonctive, sans atteindre la cornée (*conjonctivite phlycténulaire*). Larmoiement, légère rougeur périkératique, photophobie souvent extrême nécessitant l'emploi des écarteurs (page 8) ; *on ne doit jamais donner « au petit bonheur » un traitement*

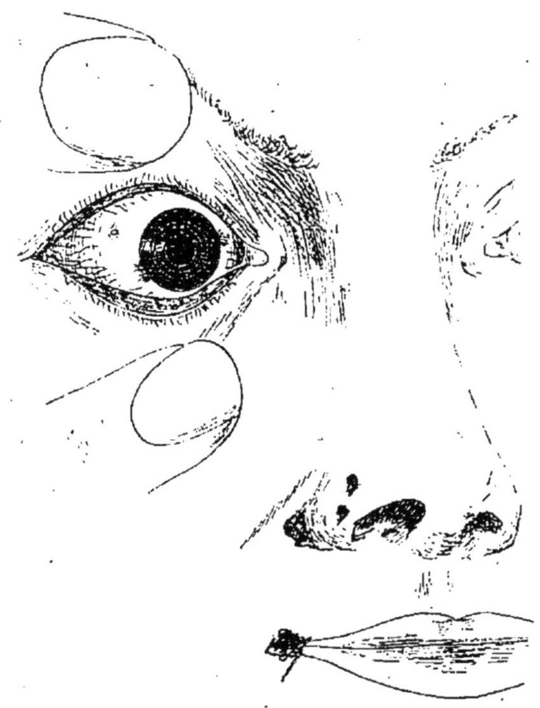

Fig. 28. — Kérato-conjonctivite phlycténulaire et impétigo de la face.

à un enfant photophobe dont on n'a pu voir les cornées ; employer les écarteurs.

Cette affection procède par poussées qui peuvent en prolonger la durée totale ; *ces récidives sont si fréquentes qu'il ne faut pas omettre de prévenir les parents de leur possibilité.* Elle est uni ou bilatérale ; elle survient surtout chez les enfants strumeux ou porteurs d'impetigo aux lèvres ou au nez (fig. 28). — TRAITEMENT : *comme dans toute kératite*, port en tout temps (sauf la nuit) d'un pansement sec (gaze au contact de l'œil, puis coton) maintenu par un bandeau fixe (Voy. page 101 et fig. 47). Trois fois par jour : instillations de sulfate neutre d'atropine (1) à 1 p. 200, suivies de gouttes de collargol à 1 p. 40 (prescrire collargol à petits grains), et de compresses très chaudes sur les yeux fermés, pendant dix minutes, avec de l'eau bouillie ou la solution de NaC, à 14 p. 1000. Soins de l'état général.

B. **Ulcère de la cornée.** — Soit par blessure de la cornée, soit par séjour de corps étranger (page 75), soit par frottement des cils dans l'entropion (page 28), soit par vésicules de zona ophtalmique (page 23), soit par une cause qu'on ne peut retrouver, on voit, *surtout chez les gens dont les voies lacrymales sont oblitérées*, une rougeur brusque (rougeur profonde et non conjonctivale, voir Séméiologie de l' « œil rouge », page 85), avec photophobie et douleurs. L'examen

(1) GÉNÉRALITÉS SUR L'EMPLOI DE L'ATROPINE : en général, les gouttes sont très mal mises par les parents car l'enfant a de la photophobie et du blépharospasme ; montrer aux parents à tenir l'enfant (page 7 et fig. 2), à écarter les paupières et à mettre les gouttes, à les laisser baigner l'œil avant de relâcher les paupières ; — prévenir toujours les parents que ces gouttes dilatent la pupille et brouillent la vision ; — enfin, ne pas employer l'atropine « à tort et à travers » dans toutes les affections oculaires ; elle est un admirable médicament, qu'aucun autre ne remplace, dans toutes les kératites et aussi dans les iritis et irido-cyclites où la tension oculaire n'est pas exagérée ; on doit la rejeter dans les autres cas, surtout ceux de glaucome (page 55).

au jour, ou mieux *à l'éclairage oblique* (page 18), montre une perte de substance de la cornée, qui a perdu son poli à ce niveau ; les bords de l'ulcère sont en général irréguliers et plus ou moins infiltrés. La confusion avec la conjonctivite (page 33), l'iritis

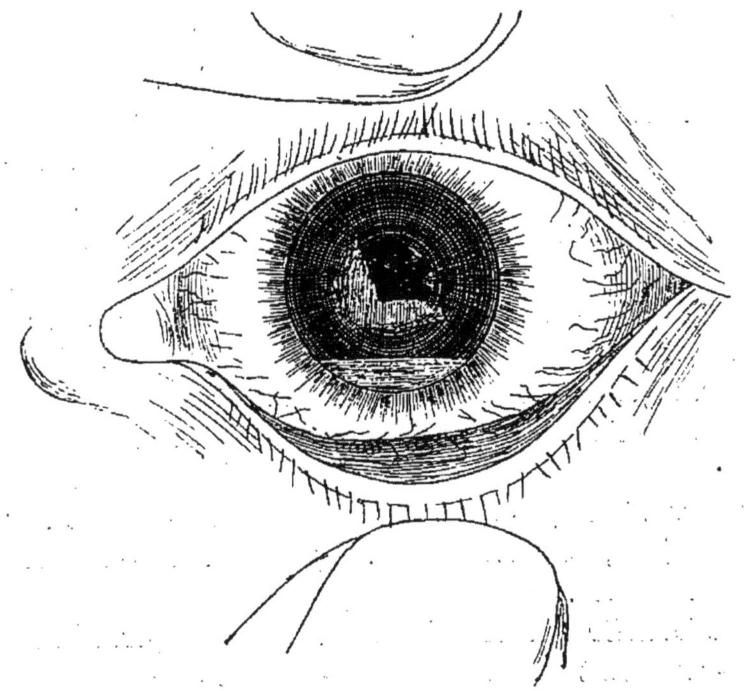

Fig. 29. — Kératite ulcéreuse à hypopion.

(page 51), le glaucome aigu (page 54) n'est pas possible ; en cas de doute, l'éclairage oblique montre l'ulcération. Dans un degré plus accentué, il y a hypopion, c'est-à-dire du pus dans le bas de la chambre antérieure *(ulcère à hypopion,* fig. 29) ; dans ce cas l'iritis se surajoute toujours.

MARCHE DE L'ULCÈRE. — Soit vers la *guérison,* en

laissant une taie, soit vers la *progression en surface,* couvrant une large partie de la cornée, soit vers la *progression en profondeur,* arrivant à la perforation de la cornée : l'humeur aqueuse s'écoule par l'orifice, dans lequel l'iris vient s'enclaver ; plus tard, l'iris reste adhérent à la taie qui a obturé la perforation, d'où irritation permanente de l'œil et, souvent, sa perte par glaucome secondaire (page 53).

TRAITEMENT. — Enlever le corps étranger ou redresser l'entropion s'il y a lieu ; toujours bien examiner et traiter si besoin les *voies lacrymales.* Instillations 3 fois par jour d'atropine à 1 p. 200 (voir Généralités sur l'atropine, page 46), de collargol à petits grains en solution de 1 p. 40, compresses chaudes, bandeau occlusif maintenant un pansement sec (fig. 47). La cautérisation de l'ulcère au thermo ou au galvano l'arrête en général (arme à deux tranchants, car elle peut être très dangereuse si elle est mal pratiquée). Si le pus dans la chambre antérieure est très abondant, son évacuation (opération de Sæmisch) est indiquée.

Kératite interstitielle ou parenchymateuse. — N'atteint pas la surface, donc pas d'ulcération ; le poli de la cornée est partout conservé. — *Période d'infiltration* : apparition de nébulosités intra-cornéennes (bien visibles à l'éclairage oblique), qui confluent et rendent la cornée grisâtre ; — puis *période de vascularisation* : vaisseaux de la sclérotique pénétrant dans la cornée, qui prend une teinte rouge sale ou rouge vif ; photophobie, larmoiement. Généralement le second œil commence à se prendre à ce moment (*au début de l'affection, ne pas manquer de prévenir les parents de sa bilatéralité habituelle).* — Enfin, *période de résorption* : une partie ou la totalité des nébulosités disparaît et il reste, ou non, des taies. — Durée totale d'évolution pour un œil : de trois

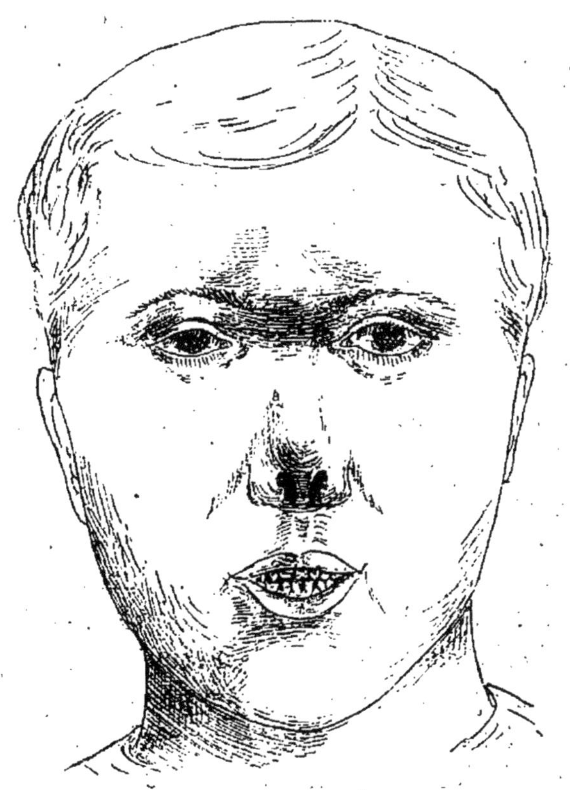

Fig. 30. — Kératite interstitielle ou parenchymateuse.

mois à un an. — Surtout enfants ou adolescents hérédo-syphilitiques (souvent on retrouve la *triade d'Hutchinson* : la kératite, la surdité, les déformations dentaires (fig. 30) et d'autres stigmates, en particulier le nez en pied de marmite et un peu d'hydarthrose indolore des genoux).

4

TRAITEMENT. — 1re *Période* : 3 à 4 fois par jour, atropine à 1 p. 200 (voir Généralités sur l'atropine, page 46), suivie de compresses très chaudes de NaCl à 14 p. 1000 ; bandeau (comme dans toute kératite) maintenant un pansement sec (gaze et ouate, fig. 47). — 2e *période* : de même, mais atropine à 1 p. 300 et 2 à 3 fois seulement. — 3e *période* : 2 à 3 fois par jour, atropine à 1 p. 500 et compresses chaudes ; le soir pommade à l'oxyde jaune de mercure à 1 p. 100 ou 1 p. 150 ; lunettes fumées forme coquille. — *Etat général* : injections mercurielles surtout, puis iode (pas d'iodure), arsenic ; les bains salés et le séjour à la mer sont bons, mais seulement après cessation de toute inflammation.

Taies. — Sont les cicatrices de la cornée. Soit *superficielles*, succédant aux kératites superficielles ou ulcéres, soit *interstitielles*, par kératite parenchymateuse. Gênent plus ou moins la vision selon leur étendue, leur opacité et leur siège. L'arc sénile ou gérontoxon ne sera pas pris pour une taie. — TRAITEMENT : *si elles sont récentes* et surtout chez les jeunes enfants, essayer de les diminuer par massages légers de l'œil à travers la paupière, après introduction de pommade à l'oxyde jaune d'hydrargyre à 1 p. 150 (pommade bien homogène et sans grumeaux, prescrire de l'oxyde jaune fraîchement préparé). *Si elles sont anciennes*, les laisser ; mais si, par leur siège central, elles gênent la vision : iridectomie optique.

Kératite neuro-paralytique. — Quand il y a une lésion du trijumeau par traumatisme cranien ou par syphilis méningée, plus rarement dans l'artério-sclérose, on peut voir apparaître *insidieusement*, sans rougeur ni douleur, une ulcération centrale et grave de la cornée ; *celle-ci a perdu toute sensibilité ;* ne jamais oublier de la rechercher (Voy. page 16) en présence d'une ulcération insidieuse et inexpliquée. — TRAITEMENT : suture des paupières le plus vite possible.

G. — Iris.

Iritis et Irido-cyclite. — Les douleurs, la photophobie et le larmoiement sont de règle ; l'œil est rouge (rougeur profonde et non conjonctivale ; voir Séméiologie de l' « œil rouge », page 85). Pas de sécrétion ni d'agglutination des paupières au réveil (le demander). La cornée est très légèrement trouble, ainsi que l'humeur aqueuse, ce qui donne à l'iris une teinte « pisseuse » (comparer à l'iris du côté sain). La pupille est rétrécie ; elle est déformée et l'éclairage oblique fait voir des synéchies ou adhérences de l'iris au cristallin (fig. 31) ; elle ne réagit plus à aucun des divers réflexes.

Telle est l'iritis dans les *cas moyens.* Éviter l'erreur avec la conjonctivite aiguë (p. 33), le glaucome aigu (p. 54), et aussi avec l'ulcère de la cornée (p. 46) et la panophtalmie (p. 77). *Pour beaucoup, « œil rouge = conjonctivite » ; cette équation est absolument fausse* (Voy. page 85).

Il existe aussi des *cas insidieux* (iritis torpide), qui d'ailleurs ne sont pas moins graves. Ce sont ceux-là qu'on diagnostique toujours trop tard, ce qui fait leur gravité, car *le pronostic des iritis dépend en très grande partie de la précocité du traitement.*

Il y a enfin des *cas plus violents*, où l'inflammation atteint aussi le corps ciliaire (*irido-cyclite*) ; les symptômes sont tous ceux de l'iritis simple et, de plus, deux symptômes à bien rechercher toujours : *a*) la douleur très vive et très localisée à la pression digi-

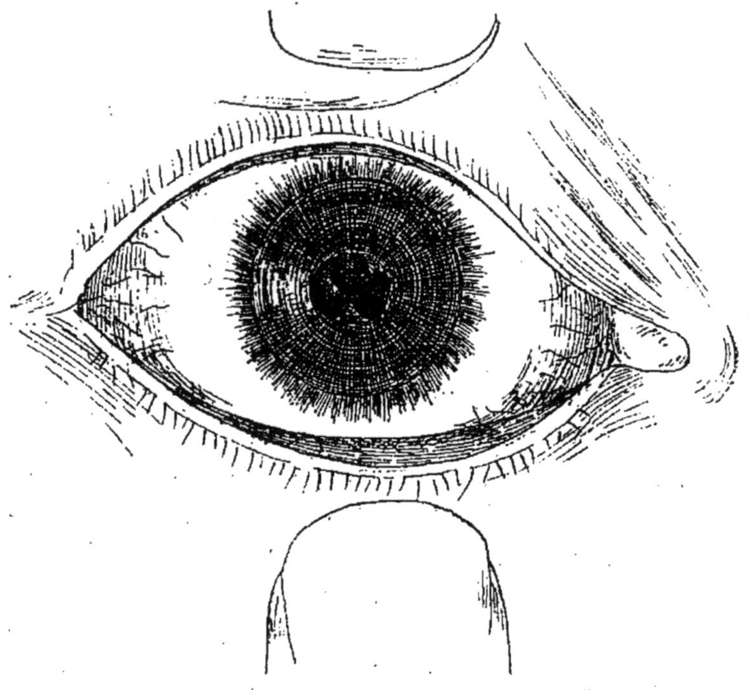

Fig. 31. — Iritis.

tale du corps ciliaire à travers la paupière (il répond à la périphérie de la cornée) ; *b*) les variations de la tension intra-oculaire : elle s'abaisse en général, mais quelquefois s'élève, et souvent du jour au lendemain. *Il faut donc toujours surveiller la tension dans une iritis* et cesser l'atropine si elle s'élève nettement.

L'iritis (et surtout l'irido-cyclite) laissent toujours

des synéchies ; si elles sont abondantes, elles obstruent la pupille, gênent la vision et peuvent donner du glaucome secondaire nécessitant l'iridectomie. Quelquefois il se produit du décollement de la rétine et de l'atrophie du globe. — Les *causes* sont : dans le 2/3 des cas la syphilis secondaire (la rechercher et la traiter), puis le rhumatisme aigu ou chronique, le diabète, la blennorrhagie, la grippe.

TRAITEMENT. — *Sans aucun retard* (le pronostic en dépend), atropine à 1 p. 200 de 3 à 5 fois par jour, suivie de compresses très chaudes de NaCl à 14 p. 1000 ; bandeau et pansement sec (gaze et coton, fig. 47). Atropiniser largement, jusqu'à ce que la pupille soit bien dilatée ; cette dilatation est le guide pour l'atropinisation, qu'il faut continuer jusqu'à la fin de l'affection. Si, dans une irido-cyclite, la tension s'élève momentanément, suspendre l'atropine pendant ce temps (voir Généralités sur l'emploi de l'atropine, p. 46). Les sangsues à la tempe sont utiles. Les bains oculaires au salicylate de soude (2 p. 100) sont bons dans les cas rhumatismaux. — *Traiter toujours l'état général.*

II. — Corps vitré.

Glaucomes. — Le mot «glaucome» est *synonyme* d' «*hypertension oculaire permanente*». Il y a des glaucomes *secondaires* à une autre affection oculaire (iritis, ulcères cornéens perforés, tumeur intra-oculaire, etc...) et des glaucomes *primitifs*. Ceux-ci, les plus fréquents, revêtent soit la forme chronique (difficile à diagnostiquer, car l'hypertension est minime, l'aspect extérieur de l'œil est normal, sauf un peu de diminution de profondeur de la chambre antérieure ; seul l'ophtalmoscope montre la cause de l'abaissement progressif de la vision) ; — soit la **forme aiguë** : brusquement (souvent dans la nuit et avec nausées), l'œil devient rouge (rougeur scléroticale et non conjonctivale, voy. Séméiologie de l' « œil rouge » p. 85) et très douloureux ; la cornée est un peu trou-

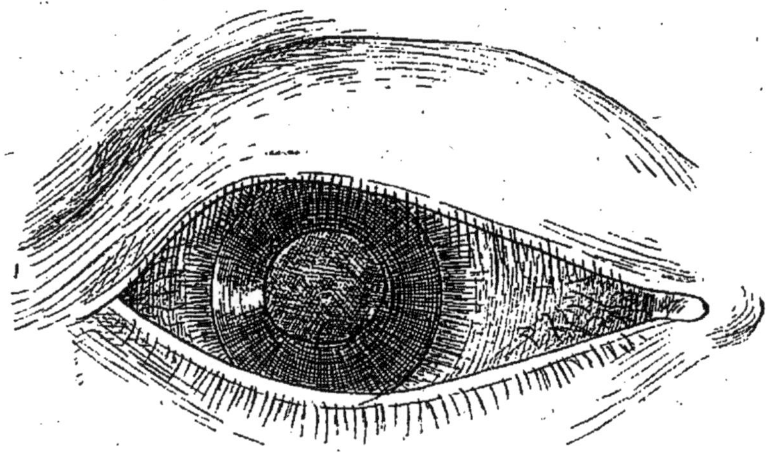

Fig. 32. — Glaucome aigu.

ble, la chambre antérieure diminuée de profondeur, la pupille, de teinte un peu glauque (d'où le nom), est agrandie, à peine déformée et sans synéchies (fig. 32). La vision est nulle ou presque. La tension oculaire (pour sa recherche, p. 11) est très élevée. — Si la vision n'est pas définitivement perdue à la première atteinte, l'inflammation se calme et la vue revient en partie ; la tension reste toujours supérieure à la normale ; d'autres attaques surviennent et la vision se perd.

Avec le minimum d'attention le *diagnostic* est facile ; la rougeur de l'œil pourrait faire confondre avec la conjonctivite aiguë (p. 33, *se souvenir que l'équation « œil rouge = conjonctivite » est absolument fausse*), l'iritis ou l'irido-cyclite (p. 51), l'ulcère de la cornée (p. 46) ou la panophtalmie (p. 77).

Souvent, on peut même prévoir le glaucome, grâce à des **signes prémonitoires** : apparition d'anneaux multicolores (comme un arc-en-ciel) le soir autour des flammes, pesanteur au niveau du front, un peu d'hypertension oculaire ; donc, comme l'atropine augmente encore la tension et pourrait déterminer une violente attaque de glaucome aigu, *ne jamais prescrire l'atropine avant d'avoir recherché la tension oculaire. L'atropine est d'ailleurs souvent employée à tort :* elle ne doit être prescrite que dans les kératites, les iritis et dans les irido-cyclites où il n'y a pas de poussée d'hypertension ; dans tous ces cas elle agit étonnamment. Elle est inutile dans toutes les autres affections oculaires ; elle est très nuisible dans toutes les hypertensions, soit passagères (irido-cyclites, cataractes traumatiques), soit permanentes (tous les glaucomes).

Traitement. — Jamais de cocaïne, qui, comme l'atropine, élève la tension. *A l'état aigu :* 2 instillations par jour de salicylate ou de sulfate neutre d'ésérine (solution à 1 0/0, dans l'huile), et surtout *iridectomie le plus tôt possible* (un ou deux jours de retard peuvent rendre la cécité définitive). L'énucléation s'impose dans les vieux glaucomes restant douloureux. — *A l'état chronique :* 2 fois par jour instillations de chlorhydrate ou de nitrate de pilocarpine à 1 0/0 (solution aqueuse) et, dans certains cas, irido-sclérectomie de Lagrange. — Traiter l'*état général* (artério-sclérose, insuffisance rénale, régime hypochloruré).

I. — Cristallin

Cataractes. — C'est l'opacification du cristallin. A part les congénitales (exceptionnelles) et les trau-

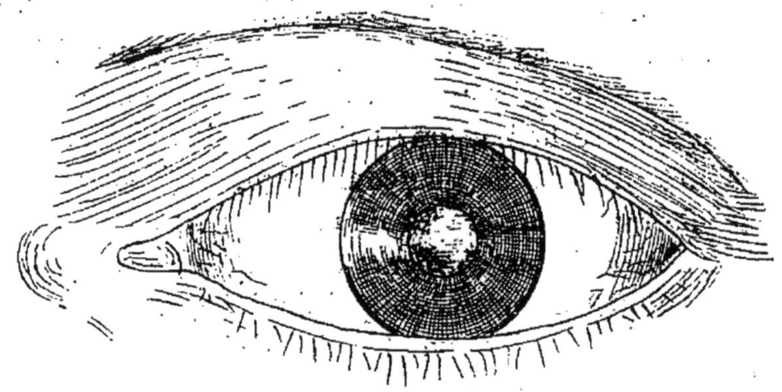

Fig. 33. — Cataracte sénile complète.

matiques (Voy. p. 74), elles sont dues surtout à la sénilité, puis au diabète ; enfin, elles peuvent être une complication au cours d'un décollement réti-nien ou d'un glaucome.

Elles débutent par une baisse de la vue, plus ou moins rapide, uni ou bilatérale, sans rougeur ni douleurs. L'*examen à l'éclairage oblique* (p. 18), montre une teinte grise ou laiteuse de la pupille (fig. 33). Le diagnostic n'est pas difficile, mais *n'affirmer le diagnostic de cataracte que lorsqu'on en est sûr* ; souvent, en présence d'un sujet âgé dont la vue baisse, on porte, après un examen insuffisant, ce diagnostic ; le patient, atteint d'affection de la rétine ou du nerf optique ou de glaucome chronique, réclame une intervention impossible, ou bien, fait plus grave, attend patiemment jusqu'à la cécité que cette prétendue cataracte ait mûri.

Comment voit-on qu'une cataracte est mûre ? — La lentille est entièrement opaque : 1° quand la teinte grise ou laiteuse envahit toute la pupille

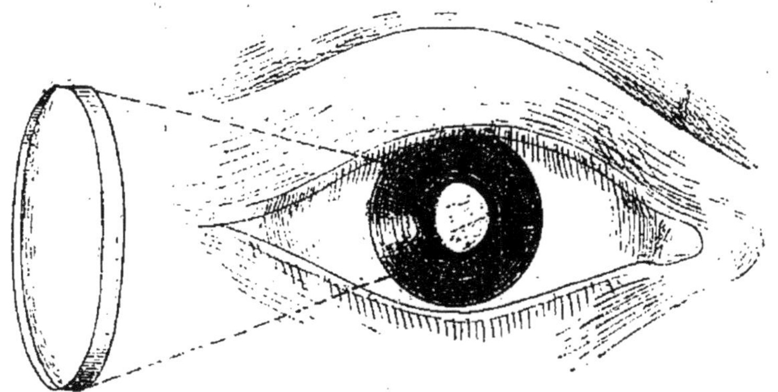

Fig. 34. — Cataracte incomplète (ombre portée).

(fig. 33) ; — 2° quand il n'y a plus d'« ombre portée » : si la cataracte n'atteint encore que le centre du cristallin, sans arriver jusqu'au plan de l'iris, on voit, à l'éclairage oblique, un croissant d'ombre (fig. 34) siégeant du côté d'où vient l'éclairage ; cette ombre n'existe plus à la maturité, car l'opacité blanche a gagné le plan même de la pupille ; — 3° quand le malade placé le dos à la fenêtre ne distingue plus, de l'œil atteint, les doigts (ceux du médecin et non les siens) placés à 30 ou 40 centimètres devant lui.

Mais, pour être opérable, il ne suffit pas qu'une cataracte soit mûre ; il faut être sûr

qu'il n'y a pas de *contre-indications* : *a*) soit *générales* (cachexie, toux incoercible, aliénation mentale, diabète grave : jusqu'à 60 ou 75 grammes de sucre on peut opérer, mais en instituant à l'avance le traitement réducteur par l'antipyrine) ; — *b*) soit *locales*, surtout obstruction et infection des voies lacrymales (p. 40), puis synéchies importantes, tremblement de l'iris, tension oculaire exagérée (glaucomes) ou diminuée (décollement rétinien). Il faut rechercher la *projection lumineuse*, seul moyen de savoir si, derrière la cataracte, la rétine n'est pas décollée ou le nerf optique atrophié (il est inutile de changer le cristallin, l'objectif, si l'appareil percepteur, la plaque photographique, est devenu insensible) : le patient est placé dans une pièce obscure, l'autre œil bien obturé avec la main ; on déplace devant lui une bougie et, sans tourner la tête, il doit indiquer exactement la position de la lumière ; explorer toutes les directions, mais surtout dans les parties supérieures, car c'est la partie manquante dans les décollements rétiniens.

Traitement. — Tout au début, bains oculaires de KI à 1 0/0 le soir. Quand la cataracte est assez avancée et atteignant surtout le centre : iridectomie préparatoire. Quand elle est mûre et sans contre-indication : extraction. Après cette opération, le patient reste couché et les deux yeux bandés pendant trois jours ; il garde ensuite la chambre, avec un seul œil bandé, pendant encore sept jours. Il doit plus tard porter des verres différents pour la vision de loin et pour la vision de près.

J. — Rétine et Nerf optique (1).

Choroïdites et chorio-rétinites. — Le plus souvent d'origine syphilitique. Baisse rapide de la vue et rétrécissement du champ visuel ; bilatéralité.

Rétinite néphritique ou albuminurique. — Bilatérale ; baisse de la vision. Pronostic oculaire pas très grave, mais pronostic vital fatal ; la survie est exceptionnelle au delà de deux ans après l'apparition de la rétinite.

Rétinite diabétique. — Bilatéralité ; un peu moins grave que la précédente au point de vue vital. Il faut donc *toujours examiner les urines d'un sujet dont la vision baisse.*

Troubles vasculaires. — Hémorragies rétiniennes, obstruction de l'artère ou de la veine centrales de la rétine (surtout dans l'artério-sclérose).

Décollement de la rétine. — Assez souvent traumatique (Voy. p. 72), mais plus fréquemment chez les myopes d'un degré élevé, surtout s'ils sont syphilitiques. Après un jour ou deux de vision troublée par des taches noires, le patient voit une large zone noire barrant sa vue ; s'il regarde des lignes droites, surtout les verticales, il peut les voir déformées et les objets tremblotent. La tension oculaire est diminuée. Peut se compliquer plus tard de cataracte, qui est, bien entendu, inopérable ;

(1) Je signale ces affections pour compléter la vue d'ensemble de la pathologie oculaire, mais avec très peu de détails, car leur diagnostic exact ne peut être fait qu'avec le secours de l'ophtalmoscope.

la « projection lumineuse » manque en haut, car les vieux décollements ont toujours glissé vers le bas de l'œil.

Atrophie du nerf optique. — La vision baisse plus ou moins rapidement, avec rétrécissement du champ visuel ; le plus souvent bilatérale. Presque toujours la syphilis, souvent le tabès ; plus rarement par sclérose en plaques, tumeur intra-cranienne, sinusite, traumatisme (p. 79).

Amblyopie alcoolo-nicotinique. — Chez ces intoxiqués, on peut observer de la baisse très marquée et bilatérale de la vision. *Caractère particulier :* si l'on présente un petit objet de couleur, ils voient l'objet, mais pas sa couleur (ils prennent une pièce de 10 francs pour une de 50 centimes). La guérison complète est possible si l'intoxication est supprimée.

K. — Centres visuels.

Amauroses nerveuses ou toxiques. — Dans l'*hystérie*, la cécité revêt tous les types ; elle est en général complète, survient et disparaît brusquement. Dans l'*urémie* et le *saturnisme*, le début est brusque, mais elle ne dure qu'un jour ou deux ; pronostic grave, car elle indique une intoxication profonde du cerveau.

Hémianopsies. — Perte de la vision *des deux yeux* dans la moitié droite ou la moitié gauche de l'espace. La lésion est cependant unique, mais elle siège dans les voies visuelles supérieures ou les centres, là où les fibres venues des deux yeux sont groupées. Le plus souvent hémorragies ou ramollissement cérébral ; bien plus rarement tumeurs intra-craniennes, traumatismes ou acromégalie. C'est l'*hémianopsie permanente*.

Il existe aussi une *hémianopsie transitoire* ou *migraine ophtalmique*, par trouble vasculaire passager et de bon pronostic : brusquement les objets sont coupés en deux (la moitié droite ou gauche manquant), il se produit des lueurs et il y a migraine violente ; la durée est de 15 à 20 minutes en moyenne.

L. — Appareil moteur de l'œil.

Paralysies oculaires. — Peuvent êtres dues à des *causes intra-orbitaires* (traumatismes, tumeurs), à des lésions de la *base du crâne* intéressant les nerfs moteurs (méningites tuberculeuses, et surtout syphilitiques, tumeurs), des *noyaux* (ramollissement), de la *moelle* (sclérose en plaques, mais surtout tabès) ou à des *intoxications* (diabète, diphtérie). C'est surtout à la syphilis et au tabès qu'on doit songer en premier lieu. — Elles peuvent être *intrinsèques* (paralysie de l'accommodation, mydriase) ou *extrinsèques*, atteignant le releveur palpébral (ptosis) ou l'un des muscles moteurs du globe ; dans ce dernier cas, le globe est dévié et ne peut se déplacer dans toutes les directions ; la diplopie, ou vision double, apparaît, mais le malade la signale rarement ; donc la rechercher systématiquement (Voy. p. 20).

Elles peuvent guérir spontanément, surtout celles du début du tabès ; souvent elles sont incurables. *Pour supprimer la diplopie, parfois si gênante,* lunettes à très grands verres ronds, celui qui répond à l'œil dévié étant dépoli. Traiter aussi la cause et l'état général.

Strabisme.—Aucun muscle n'est paralysé, mais il y a manque d'équilibre fonctionnel entre eux. La cause en est quelquefois la perte de la vision d'un œil (strabisme divergent des borgnes), mais, dans l'immense majorité des cas, la loucherie tient à des vices de réfraction. Le strabisme convergent appartient surtout aux hypermétropes et astigmates ; il commence aux premiers efforts de vision appliquée (de trois à cinq ans). Le divergent relève surtout de la myopie et apparaît de huit à douze ans.

TRAITEMENT. — 1º corriger exactement le vice de réfraction par des verres ; 2º faire travailler l'œil fautif (bandeau sur le bon œil une ou deux heures par jour ou son atropinisation) ; 3º quand la loucherie est légère ou que les deux yeux ont à peu près la même acuité, traitement par les exercices optiques (diploscope, stéréoscope) ; 4º quand la loucherie est marquée ou qu'un des yeux est beaucoup plus faible, intervenir chirurgicalement, mais rarement avant dix ans. Bien entendu, le strabique opéré doit quand même continuer à porter les verres corrigeant son vice de réfraction. — *Trop souvent on met le strabisme sur le compte de l'anémie, de la croissance, etc., et l'on conseille aux parents d'attendre. Le strabisme tient toujours à un vice de réfraction* et seuls un examen et un traitement optique *très précoces* auront chance de le guérir sans intervention.

M. — Orbite.

Phlegmon de l'orbite. — Succède soit à un traumatisme infectant, soit plus souvent à une infection de voisinage, surtout une sinusite frontale ou ethmoïdale. Au début, douleur vive, gonflement de la conjonctive et des paupières, limitation, complète ou non, des mouvements du globe. Puis, exophtalmie à marche rapide. Puis, saillie d'une poche abcédée en un point du pourtour orbitaire et ouverture au dehors. Les paralysies des muscles oculaires et l'atrophie définitive du nerf optique, qui baignent dans le pus, sont fréquentes. Traitement : incision au point où le pus fait saillie, puis sa recherche à la sonde cannelée ; drain. *Eviter d'inciser au milieu de la paupière supérieure,* car on coupe fatalement le releveur palpébral (ptosis consécutif).

Tumeurs de l'orbite. — Elles peuvent être kystiques (cysticerques, hydatides, kystes dermoïdes), vasculaires (varices, angiomes) ou solides (épithélioma, sarcomes, lymphadénomes). Toutes ces tumeurs ont pour caractère capital de provoquer une *exophtalmie* assez précoce, mais à marche lente ; cette exophtalmie ne se fait pas directement en avant comme dans le goitre exophtalmique, mais en avant et en bas, en avant et en dehors (fig. 45 et 46), etc. La vision n'est pas touchée au début. Puis, la tumeur vient faire saillie entre le globe et le pourtour de l'orbite. Ces tumeurs sont toutes unilatérales, sauf le lymphadénome, bilatéral. Le diagnostic de la nature de la tumeur est fort difficile ; c'est cependant de lui que dépendent le pronostic et le traitement.

N. — Vices de réfraction.

Myopie. — L'œil étant trop gros, trop long, l'image se forme en avant de la rétine ; c'est donc un œil trop puissant. Il faut le diminuer par des verres concaves ou divergents, qui reportent l'image sur la rétine. A part les cas de *myopie héréditaire ou maligne*, la myopie est le plus souvent due à de mauvaises conditions de travail oculaire pendant l'adolescence (*myopie scolaire*) ; celle-ci n'augmente guère après vingt-cinq ans. Les COMPLICATIONS se produisent surtout dans la myopie maligne et au cours des infections (syphilis, troubles utéro-ovariens) ; elles consistent soit en choroïdites, soit en décollement de la rétine. — PROPHYLAXIE : il faut, dans les écoles ou ateliers, surveiller la tenue des enfants (ne jamais lire ou coudre plus près que 33 centimètres) et l'éclairage, trop souvent insuffisant ; éviter les travaux fins, les couper par des repos et détruire les préjugés contre le port des verres nécessaires.

Hypermétropie. — L'œil étant trop petit, trop plat, l'image se forme derrière la rétine ; des verres convexes sont nécessaires. Elle entraîne une rapide fatigue avec tension dans les yeux et le front, *migraines d'origine oculaire* si fréquentes et qui ne disparaissent qu'avec l'emploi des verres.

Astigmatisme. — Lorsque l'œil, myope ou hypermétrope, n'a pas dans tous ses méridiens la même valeur optique, on le dit astigmate ; cet état aggrave le pronostic de la myopie ou de l'hypermétropie concomitantes. On corrige ce défaut par des verres cylindriques, combinés ou non aux verres sphériques convexes ou concaves.

Recherche des vices de réfraction. — Pour la faire avec précision, il faut un outillage spécial et une longue pratique. Mais le praticien doit au moins dépister le défaut visuel ; il suffit de rechercher, pour chaque œil séparément, l'acuité visuelle (p. 18) ; si elle n'est pas normale, provoquer un examen spécial. — *Ne jamais éluder cette question* et mettre sur le compte de la nervosité, de la puberté, de l'anémie, l'insuffisance visuelle dont se plaint un enfant. Bien des écoliers, des apprentis sont qualifiés de paresseux, parce que le mauvais état de leurs yeux engendre la fatigue ou la maladresse et les détourne du travail. *Bien indiquer aux parents, aux chefs d'atelier, aux instituteurs, qu'un examen précis s'impose sans retard chez tout enfant ou adolescent qui voit mal, se plaint de tiraillements dans les yeux ou le front, ou a un peu de loucherie intermittente.* L'inspection oculistique méthodique des écoles et ateliers mérite donc d'être encouragée ; elle facilite le travail des astigmates et hypermétropes et sauvera bien des myopes faibles des grands dangers de la myopie élevée.

Presbytie. — Que l'œil soit atteint d'un des trois vices de réfraction étudiés plus haut ou qu'il soit normal, il devient presbyte lorsque, par l'effet de l'âge, l'accommodation faiblit. Tous les yeux deviennent presbytes, mais, alors que l'œil normal

le devient vers quarante-cinq ans, le myope, dont
l'œil est plus puissant, le devient plus tard et
l'hypermétrope plus tôt. Le presbyte voit bien de
loin et ne peut lire qu'en éloignant son livre ; on y
supplée par des verres convexes qu'on augmente
par la suite. *Un préjugé, répandu dans toutes les
classes de la société, veut qu'on ne porte les verres
de presbyte que le plus tard possible ; on doit les
porter dès que le travail ne peut plus être soutenu
sans fatigue à 33 centimètres.*

LES TRAUMATISMES OCULAIRES

LEURS CONSÉQUENCES PATHOLOGIQUES ET MÉDICO-LÉGALES (1)

I. Brûlures. — **Paupières.** — Tous les degrés de gravité ; si elles sont un peu profondes, il se produit plus tard de la rétraction cicatricielle (ectropion) qui découvre en partie la cornée, exposée aux ulcérations (fig. 35).

Conjonctive. — 1° *Degré léger* : cuisson, larmoiement, un peu d'œdème conjonctival ; —2° *Degré marqué* : œdème énorme, petit piqueté hémorragique, plaques blanc porcelaine (fig. 37) qui sont des escharres ; plus tard, à ce niveau, cicatrice, adhérant à la paupière (symblépharon, fig. 36) ou cicatrice conjonctivale ressemblant au ptérygion (cicatrices ptérygoïdes).

Cornée. — 1° *Degré léger* (acide acétique, par exemple) : aspect nuageux de la cornée, sensibilité

---

(1) Il est indispensable de bien connaître les traumatismes de l'œil, d'une part, à cause de leur caractère d'urgence, d'autre part, à cause de leur importance médico-légale depuis la loi de 1898 sur les accidents du travail ; ils représentent près d'un quart de tous les accidents du travail. Je crois donc devoir, pour les mettre en relief, en faire un sous-chapitre à part.

normale ; — 2° *Degré moyen* : aspect de verre dépoli, sensibilité un peu diminuée ; — 3° *Degré marqué* (vitriol, chaux, ammoniaque) : cornée tantôt transparente, tantôt porcelainée (fig. 35 et 37), mais

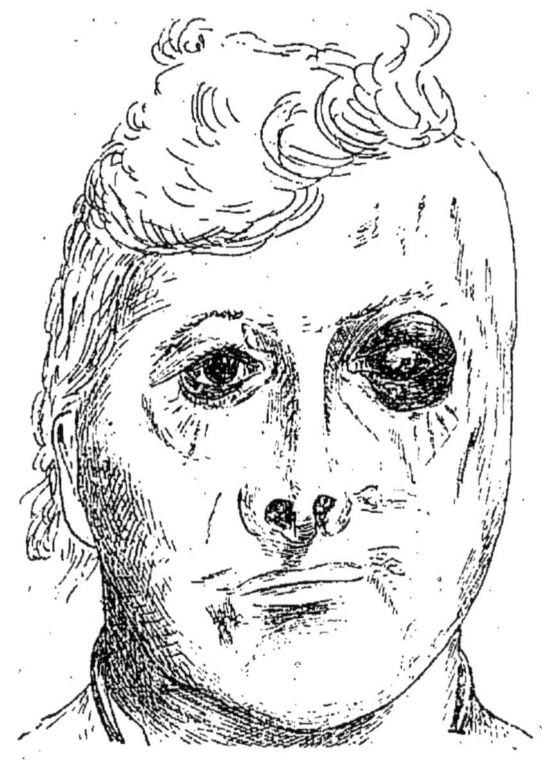

Fig. 35. — Ectropion cicatriciel partiel à droite, complet à gauche ; brûlure de la cornée gauche (vitriol).

son anesthésie montre la gravité. Il se produit une perforation cornéenne ; l'œil se perd soit par infection (panophtalmie), soit par glaucome secondaire, irido-cyclite, décollement rétinien, etc. L'aspect de la cornée peut tromper, en plus ou en moins, sur la gravité *Ne amais oublier de rechercher la sensibilité cornéenne* (p. 16), qui commande le pronostic.

Rétine et nerf optique (foudre, court-circuit, rayons X, fixation du soleil, marche sur la neige).

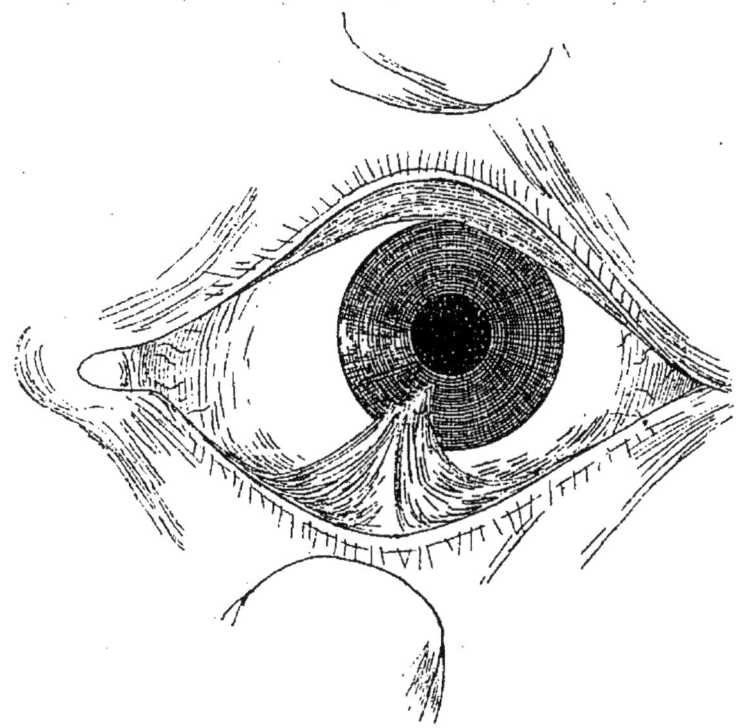

Fig. 36. — Symblépharon ou adhérence palpébro-oculaire.

Eblouissement, photophobie d'un degré et d'une durée variant avec l'intensité de la cause et la nervosité du sujet.

Traitement. — AU MOMENT DE L'ACCIDENT : *Si c'est un gaz ou une flamme*, mettre 2 gouttes de cocaïne dans l'œil, écarter les paupières, au besoin avec les écarteurs, car il est indispensable de bien voir l'état de l'œil. S'il est lésé, appliquer deux ou trois fois par jour de l'atropine à 1/500 et du collargol à petits grains à 1/40 ; compresses humides avec une solution isotonique aux larmes de chlorure de sodium à 14 p. 1000. — *Si c'est un liquide corrosif,*

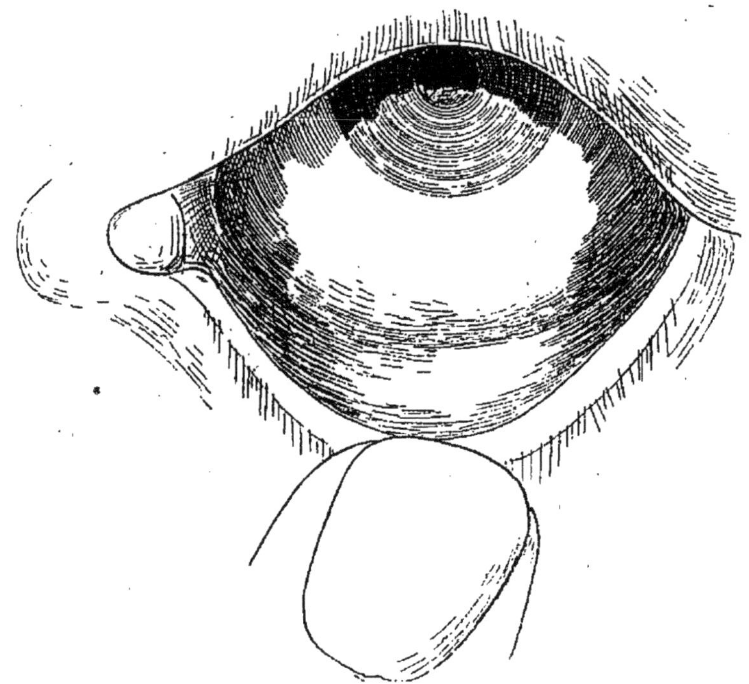

Fig. 37. — Brûlure de la cornée et de la conjonctive.

laver à grande eau l'intérieur de l'œil (nécessité d'un bon écartement des paupières) et, si possible, appliquer en cas d'acide du carbonate de soude à 1 0/0, en cas de base de l'acide acétique ou du vinaigre à 1 0/0; si c'est du vitriol, mettre de la magnésie et si c'est de la chaux, du sucre. — *Si c'est un corps solide* (chaux, métaux en fusion), bien enlever tout ce qui se trouve dans le cul-de-sac conjonctival.

Les jours suivants, toujours bien surveiller la cornée et sa sensibilité ; ne jamais instiller de cocaïne.

Tardivement, opérations nécessaires contre l'ectropion, le symblépharon, les cicatrices ptérygoïdes ; pour certaines taies, faire l'iridectomie optique.

II. Contusions de l'œil sans éclatement de la coque.

Paupières : déchirures, ecchymoses.

Cornée : quelquefois aspect nuageux passager.

Chambre antérieure : épanchement sanguin (hypohéma).

Iris : *Mydriase traumatique* (la dilatation persiste, puis diminue à la longue, sauf si le cristallin est luxé).

Cristallin : la *cataracte* par contusion est rare. La *luxation* est un peu plus fréquente : elle se fait soit dans la chambre antérieure où l'on voit le cristallin, soit dans le corps vitré, et l'iris, n'étant plus soutenu par le cristallin, tremble aux moindres mouvements de l'œil et la chambre antérieure est plus profonde. *Ce tremblement de l'iris est fort important et doit toujours être recherché dans les contusions de l'œil.* La *subluxation* est encore plus fréquente : l'iris tremblote dans une partie seulement de son pourtour et la chambre antérieure est plus profonde en cet endroit.

Rétine : soit de l'*œdème passager* (baisse de la

vision), soit des *hémorragies*, soit un *décollement rétinien* ; il est indispensable de savoir que celui-ci se produit tantôt sur le coup, tantôt seulement deux ou trois semaines plus tard.

TRAITEMENT. — Repos oculaire, bandeau, compresses chaudes, atropine ; en plus, traitement spécial à chaque complication.

III. **Contusions avec éclatement de l'œil.** —

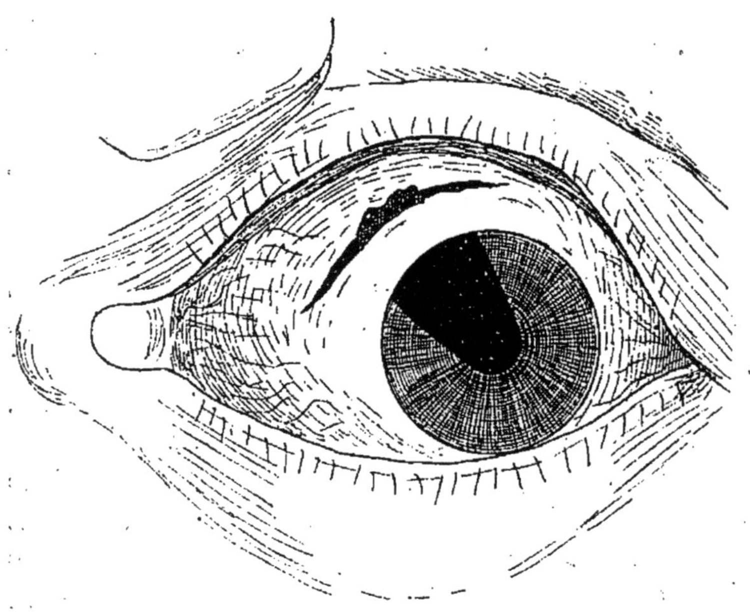

Fig. 38. — Rupture du globe et hernie de l'iris.

Outre les diverses lésions étudiées ci-dessus, on constate une **rupture de la sclérotique**, qui siège le plus souvent à la partie supéro-interne (fig. 38), à quelques millimètres de la cornée, sur laquelle elle peut parfois empiéter. La conjonctive est tantôt intacte (ruptures protégées), tantôt déchirée (ruptures exposées ou à ciel ouvert). L'iris vient s'y enclaver et apparaît comme un bourrelet noir, la pupille étant prolongée de ce côté (fig. 38), signe important. Le cristallin peut être pris dans la plaie, chassé sous la conjonctive ou projeté à distance (comme le noyau d'un fruit pressé entre les doigts). Le corps vitré s'est échappé en partie, donc *l'œil est mou*, il est crevé.

PRONOSTIC. — Quelquefois il persiste une certaine vision, mais, dans 80 0/0 des cas, l'œil se perd soit par phlegmon (panophtalmie), soit par irido-cyclite amenant le décollement rétinien et l'atrophie du globe. Souvent, au bout de quelques semaines ou de quelques mois, il se déclare sur l'autre œil une irido-cyclite ou ophtalmie sympathique.

Traitement. — AU MOMENT DE L'ACCIDENT, si l'œil est complètement « crevé », l'énucléer ; si on le conserve, examiner les voies lacrymales pour éviter la panophtalmie, désinfecter la surface oculaire, réséquer la partie herniée de l'iris, faire la suture, très délicate, de la sclérotique. — PLUS TARD : traitement des complications tardives et surtout *surveillance prolongée pour dépister dès son début l'ophtalmie sympathique* (Voy. p. 78).

IV. **Plaies du globe par pénétration.** — **Cornée et sclérotique.** Les piqûres et coupures de ces membranes ne sont graves que lorsqu'elles sont étendues ; sinon elles se cicatrisent vite. Si elles sont un peu larges, l'iris vient s'y enclaver sous forme d'un bourrelet noir (fig. 38).

Cristallin. — La piqûre peut ne donner qu'une opacité très limitée ; mais si la coupure ou la déchirure de la capsule dépassent 1 ou 2 millimètres, l'humeur aqueuse pénètre dans la lentille qui s'opacifie (*cataracte traumatique*) et se gonfle, avec élévation de la tension oculaire et déversement dans

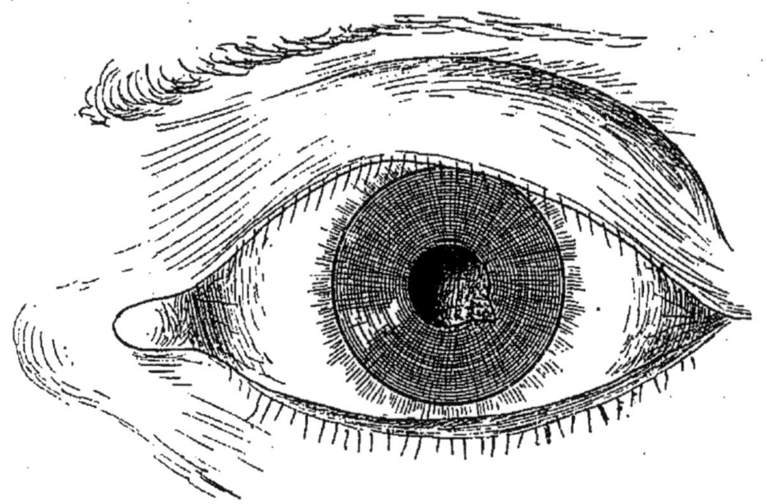

Fig. 39. — Déchirure de l'iris et cataracte traumatique.

la chambre antérieure de fragments du cristallin, dits « masses molles » (fig. 39).

Ces plaies par pénétration peuvent, comme celles par éclatement, se compliquer de panophtalmie, d'irido-cyclite et d'ophtalmie sympathique.

La plaie est-elle pénétrante ? Éléments de certitude : large ouverture où font saillie l'iris, le corps vitré ou le cristallin, grande mollesse de l'œil (œil crevé), aplatissement de la chambre antérieure par issue de l'humeur aqueuse, constatation de la cataracte traumatique et des « masses molles ».

Traitement : exactement comme dans les plaies par éclatement ; la cataracte traumatique demande un traitement spécial si la tension s'élève. *Attention à l'ophtalmie sympathique.*

V. Plaies avec séjour de corps étranger. —

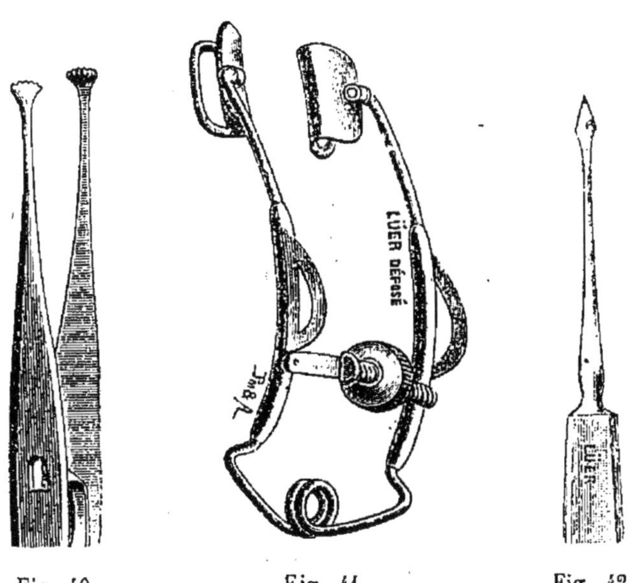

Fig. 40.   Fig. 41.   Fig. 42.

Conjonctive.—L'ablation en est facile après quelques gouttes de cocaïne ou d'adrénaline. Souvent un corps étranger se loge et séjourne longtemps sous la paupière supérieure ; y songer en présence d'une conjonctivite unilatérale persistante ; le retournement de la paupière (p. 14 et fig. 7) lèvera tous les doutes.

Cornée. — Le plus souvent métaux ou charbon (couleur noire) ou pierre (couleur blanche). *Les*

*rechercher à l'éclairage oblique, car le simple examen
au jour fait très souvent méconnaître leur présence.*
Instillation de cocaïne à 4 0/0 ; faire diriger et
immobiliser le regard de façon telle que le fragment
se détache sur un fond de couleur opposée à la
sienne : sur la pupille s'il est blanc, sur l'iris s'il
est noir. L'enlever avec l'aiguille à corps étrangers

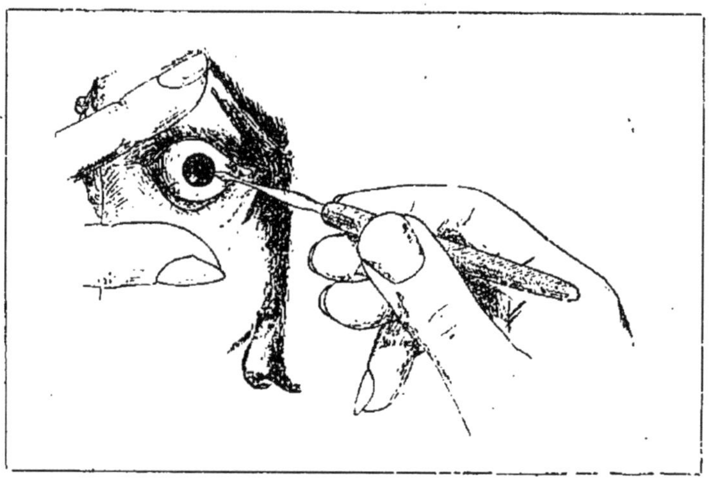

Fig. 43. — Corps étranger de la cornée (extraction).

(fig. 42 et 43). Si c'est un corps oxydable fiché
depuis au moins vingt-quatre heures, gratter les
lames cornéennes pour enlever la couronne de
rouille. Instiller du collargol à 1/40. *Vérifier avec
soin l'état des voies lacrymales* (p. 40) *et presser
sur le sac,* la moindre érosion cornéenne pouvant
amener un grave ulcère quand les voies lacrymales
sont infectées ; les traiter aussitôt si besoin. L'atropine n'est indiquée que s'il y a kératite.

Chambre antérieure, iris, cristallin. — L'éclairage oblique les fait apercevoir.

Corps vitré. — Relativement fréquents ; la radiographie, l'électro-aimant les font reconnaître ; ils ne peuvent être enlevés que par des procédés spéciaux.

VI. Complications des blessures de l'œil. — Les principales sont : l'enclavement de l'iris dans une perforation ou rupture de la coque, la luxation ou subluxation du cristallin, le décollement rétinien (souvent tardif), l'irido-cyclite se terminant par l'atrophie du globe, etc. Mais deux complications sont si importantes qu'elles méritent une description à part :

Phlegmon de l'œil ou Panophtalmie. — Il se produit lorsque l'agent perforant est septique, ou bien lorsque la plaie est aseptique, mais que les *voies lacrymales* sont antérieurement infectées ; il faut donc examiner, et traiter si besoin, celles-ci dans toute plaie de l'œil, de même qu'avant d'y pratiquer une intervention quelconque. Les bords de la plaie infectée deviennent jaunâtres, la conjonctive et les paupières s'œdématient, l'humeur aqueuse se trouble, l'iritis se déclare, l'orifice pupillaire de noir devient jaune et la tension oculaire s'élève considérablement. Le pus se fait jour au dehors si on ne lui donne issue. On ne peut confondre avec une conjonctivite aiguë (p. 33), le glaucome aigu (p. 54), l'iritis ou irido-cyclite (p. 51), l'ulcère de la cornée (p. 46), le phlegmon de l'orbite (p. 63). — TRAITEMENT : ne jamais faire l'énucléation, mais pratiquer l'exentération ignée de De Lapersonne : section cruciale et enlèvement de la cornée, vider tout le contenu de l'œil à la curette, cautériser l'intérieur de la coque au thermo ; pansements humides.

Ophtalmie sympathique. — L'œil blessé (œil sympathisant) est atteint d'irido-cyclite (Voy. symptômes p. 52) souvent très atténuée ; puis *insidieusement* l'œil non blessé (œil sympathisé) présente des signes d'irido-cyclite grave qui peut aller jusqu'à la perte de cet œil. L'ophtalmie sympathique est donc une irido-cyclite transmise. Les blessures qui y prédisposent le plus sont les perforations et ruptures siégeant près du corps ciliaire. Elle se déclare surtout de trois semaines à trois mois après la blessure, quelquefois bien plus tard ; *il faut donc se méfier des yeux blessés qui restent longtemps sensibles à la pression et avec un cercle périkératique plus ou moins accentué.*

Dès qu'on voit apparaître, sur l'œil non blessé, le moindre signe d'irido-cyclite ou même simplement du larmoiement réflexe, de la fatigue rapide à la lecture, un peu de photophobie, il faut *immédiatement* énucléer l'œil blessé, seule chance de sauver l'autre, car l'énucléation pratiquée après l'éclosion de l'irido-cyclite sympathique est le plus souvent impuissante à l'enrayer.

VII. Blessures de l'orbite et du crâne. — Corps étrangers de l'orbite. — Le plus souvent balles de revolver, plombs de chasse ou fragments de bois. Ils donnent des troubles divers selon qu'ils atteignent les vaisseaux (hématome), les nerfs ou muscles (paralysies), le nerf optique (perte de la vision). Ils provoquent toujours un peu d'éxophtalmie et quelquefois le phlegmon de l'orbite. Il est bon, surtout pour les éclats de bois, de faire une injection de sérum antitétanique. La radiographie indiquera leur siège et leur volume et, s'ils ne sont pas trop enclavés dans la voûte orbitaire, on les enlèvera.

Fractures de l'étage antérieur du crâne. — La voûte orbitaire est le plus souvent fissurée par irradiation d'un choc reçu sur la partie externe ou latérale du front ; la fissure gagne jusqu'au trou optique et le nerf optique dégénère ultérieurement. Il faut donc faire des réserves en présence de ces traumatismes frontaux qui, même assez légers, peuvent abolir la vision d'un œil, sans avoir provoqué de commotion cérébrale ou les signes classiques des fractures de la base.

Fractures de l'étage moyen. — Atteinte fréquente des nerfs, surtout le moteur oculaire externe au niveau de la crête du rocher. L'ouverture de la carotide dans le sinus caverneux produit un anévrysme avec exophtalmie pulsatile.

Certificats médico-légaux. — **Rédaction du certificat initial.** — Il doit être absolument *complet* et énumérer, avec les particularités du traumatisme, tous les symptômes positifs ou négatifs; on doit en effet montrer que tout a été recherché. Il faut suivre exactement et *méthodiquement* ce que j'ai dit pour l'examen de l'œil (IIe partie) ; ne pas se laisser attirer par un symptôme plus saillant, qui ferait oublier d'en rechercher d'autres, moins évidents mais plus importants.

J'insisterai surtout sur les points suivants : dans les BRULURES rechercher la transparence et la sensibilité cornéennes ; — dans les CONTUSIONS SANS ÉCLATEMENT, la mydriase traumatique, les déchirures de l'iris et surtout la luxation ou subluxation du cristallin ; — dans les CONTUSIONS AVEC ÉCLATEMENT, l'état de la plaie et l'enclavement possible de l'iris ; — dans les PLAIES PAR PÉNÉTRATION, la cataracte traumatique et la tension oculaire ; — dans les PLAIES AVEC CORPS ÉTRANGER, faire un bon examen à l'éclairage oblique ; — dans tous les cas ne jamais omettre d'indiquer le plus exactement possible l'*acuité visuelle* de cet œil. *Examiner toujours l'autre œil*, même s'il n'a pas été blessé, et mentionner son intégrité.

Les *jours suivants*, rechercher les complications précoces : phlegmon de l'œil, irido-cyclite, cataracte traumatique ; — *au bout de deux à trois semaines*, rechercher les complications tardives : décollement de la rétine, atrophie optique dans les contusions du front, surtout ophtalmie sympathique.

Pour le PRONOSTIC, *savoir ne pas préciser*, surtout en ce qui concerne les brûlures et, même si l'on croit en être sûr, n'exprimer d'opinion sur la durée et la terminaison qu'avec les plus grandes réserves, en ajoutant même cette mention : « sauf complications ultérieures, toujours possibles ».

Certificat terminal. — Le plus souvent il est fait par un spécialiste. Dans le cas contraire, se conformer aux indications ci-dessus. La détermination de l'état final de l'acuité visuelle est souvent rendue difficile par la *simulation* ; s'en méfier et indiquer : « l'acuité visuelle recherchée au tableau des lettres est, au dire du malade, de... ». Si les parties ne sont pas d'accord pour le règlement du sinistre, elles provoqueront l'expertise d'un spécialiste.

LES AFFECTIONS OCULAIRES D'URGENCE (1)

Premier groupe. Tous les traumatismes oculaires. — *Et leurs complications* (phlegmon de l'œil, ophtalmie sympathique). Voy. p. 67 à 81.

Deuxième groupe. Affections oculaires. — *Sourcil :* furoncle (p. 21).

Paupières : phlegmons (p. 21), érisypèle (p. 22), zona ophtalmique (p. 23), orgelet (p. 24).

Conjonctive : conjonctivites catarrhales (p. 33), purulentes (p. 35), à fausses membranes (p. 39).

Voies lacrymales : abcès du sac (p. 43).

Cornée : kératite phlycténulaire (p. 44), ulcère de la cornée (p. 46), kératite neuro-paralytique (p. 50).

Iris : iritis et irido-cyclite (p. 51).

Corps vitré : glaucome aigu (p. 54).

Orbite : phlegmon de l'orbite (p. 63).

---

(1) Nous les connaissons déjà toutes et reparler encore d'elles constitue une redite, mais une redite volontaire, car il est tellement important pour le praticien de les connaître mieux que les autres, que je ne saurais trop les détacher et les mettre en évidence.

QUATRIÈME PARTIE

ÉTUDE SYNTHÉTIQUE ET SÉMÉIOLOGIQUE (1)

I. — SYMPTOMES OBJECTIFS

Paupières.

1. Les paupières sont augmentées de volume.
— *a).* L'AUGMENTATION A LE CARACTÈRE D'ŒDÈME
INFLAMMATOIRE. — *Affections palpébrales :* furoncle
du sourcil (p. 21), érysipèle (p. 22), zona (p. 23 et fig. 10),
orgelet (p. 24) ; — *affections conjonctivales :* conjonctivites catarrhales (p. 33 et fig. 19), purulentes (p. 35 et
fig. 20) ou à fausses membranes (p. 39) ; — *dacryocystite aiguë* (fig. 27) ; — *affections oculaires :* ulcère
de la cornée (p. 46), iritis et irido-cyclite (p. 51), glaucome aigu (p. 54), panophtalmie (p. 77) ; — *affections
rétro-oculaires :* phlegmon de l'orbite (p. 63), sinusites
(p. 63 et fig. 46).

b) L'AUGMENTATION N'A PAS DE CARACTÈRES IN-
FLAMMATOIRES.—Chalazion (p. 23 et fig. 11), tumeur

---

(1) En pratique, le patient vient en se plaignant ou en
présentant un symptôme plus saillant que les autres. J'ai
donc cru indispensable de reprendre ces éléments de pathologie oculaire en partant de chacun des grands symptômes et en montrant leur valeur séméiologique. Cette syn-
thèse complétera d'ailleurs l'étude analytique qui constitue
la IIIᵉ partie.

de l'orbite progressant au dehors (p. 63 et fig. 45) ; — œdèmes de cause générale (néphrites, cardiopathies).

2. Les paupières sont fermées. — *a*) FERMETURE ACTIVE, SPASMODIQUE. — C'est le blépharospasme (p. 29).

b) FERMETURE PASSIVE, SANS SPASME. — *Chute mécanique* quand l'œdème empêche la paupière de se relever ; *chute paralytique ou ptosis* (acquis ou congénital) quand la paupière n'est pas enflée.

3. Les paupières sont déviées. — *a*) DÉVIATIONS NON CICATRICIELLES. — Soit *paralytique* (ectropion par paralysie faciale), soit *sénile* (ectropion p. 27 et fig. 15), soit *spasmodique* (entropion, p. 28 et fig. 16).

b) DÉVIATIONS CICATRICIELLES. — Ectropion dans les cicatrices cutanées (fig. 35), entropion dans les cicatrices conjonctivales.

4. Les paupières sont ulcérées. — *a*) ULCÉRATIONS PROPREMENT DITES. — Soit *sur le bord palpébral :* blépharite ulcéreuse (p. 26 et fig. 14), chancre (p. 22), épithélioma (p. 29 et fig. 17) ; soit *sur le corps de la paupière :* chancre, gomme (p. 22), zona (p. 23 et fig. 10), lupus (p. 30).

b) FISTULES PALPÉBRALES. — Ouverture de phlegmons de l'orbite (p. 63), de sinusites, d'abcès du sac (p. 43), de lésions osseuses comme actinomycose (p. 23), gomme, tuberculose (p. 23).

Conjonctive et sclérotique.

1. L'œil est rouge. — Très souvent, dès que l'on constate que le « blanc » de l'œil est rouge, on diagnostique « conjonctivite », sans en chercher plus long. *Pour beaucoup, c'est une équation : « œil rouge = conjonctivite ». Rien n'est plus faux.* — Il y a 3 cas :

a) Sang épanché sous la conjonctive. — Le diagnostic est facile : c'est une *ecchymose sous-conjonctivale*, tenant soit à un **traumatisme local**, soit à un traumatisme à distance (fracture de la base du crâne), soit spontanée (causes générales, surtout artério-sclérose).

b) Injection conjonctivale ou superficielle (fig. 44, A). — Elle se caractérise par des vaisseaux assez gros et tortueux, orientés dans des directions diverses ; en plissant la conjonctive par pression sur la paupière, on les mobilise, ce qui prouve bien qu'ils sont dans cette membrane. La rougeur a son maximum vers le cul-de-sac conjonctival et son minimum vers la cornée. Il y a rarement photophobie, mais souvent fausse sensation de gravier dans l'œil et toujours sécrétion, plus ou moins abondante, agglutinant les paupières au réveil ; ce dernier symptôme doit toujours être recherché. *L'injection conjonctivale caractérise les conjonctivites* : folliculaire (p. 31), phlycténulaire (p. 44 et fig. 28), granuleuse (p. 32), catarrhales aiguës ou subaiguës (p. 33 et fig. 19), purulentes (p. 35 et fig. 20) et à fausses membranes (p. 39).

c) Injection sclérotiCALE ou profonde

(fig. 44, B). — Elle est formée de vaisseaux fins et rectilignes, nombreux et tassés les uns contre les autres, au point de former souvent comme une teinte presque uniforme ; dans les cas marqués, elle atteint tout le blanc de l'œil, mais sans empiéter sur

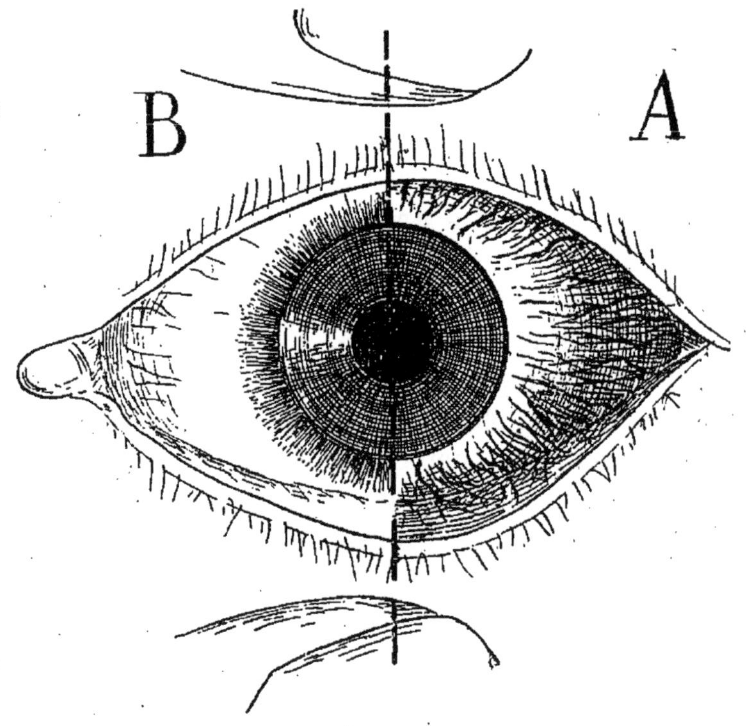

Fig. 44. — L' « œil rouge ».

A, rougeur conjonctivale. — B, rougeur scléroticale.

la conjonctive de la paupière ; dans les cas moins graves, elle se localise au pourtour de la cornée (cercle périkératique) et les culs-de-sac ne sont pas rouges. Le plissement de la conjonctive ne mobilise pas ces vaisseaux, donc ils sont au-dessous de cette membrane. Symptôme important, il n'y a jamais de sécrétion ;

bien entendu, il peut y avoir une injection conjoncti-vale se surajoutant à la scléroticale, quand il se pro-duit une conjonctivite due à une thérapeutique intempestive ou à des collyres contaminés.

L'injection profonde traduit les *inflammations de la sclérotique* : sclérite et épisclérite (p. 44), *toutes celles de la cornée* : kératites phlycténulaire (p. 44 et fig. 28), ulcéreuse (p. 46 et fig. 16 et 29), interstitielle (p. 48), les corps étrangers de la cornée, les *inflammations pro-fondes du globe* : iritis et irido-cyclites (p. 51 et fig. 31), glaucome aigu (p. 54 et fig. 32), phlegmon de l'œil ou panophtalmie (p. 77).

Ainsi donc l'équation : « œil rouge = conjonctivite » est absolument fausse ; il suffit d'y regarder d'un peu près pour faire le diagnostic, en général très facile.

2. L'œil sécrète. — *a*) SÉCRÉTION ABONDANTE. — La conjonctive est injectée et œdématiée ; la sécré-tion est évidente. Pendant le jour, elle s'écoule ; pen-dant la nuit, elle s'amasse derrière les paupières qui s'agglutinent et qu'il faut longuement décoller au matin. Il s'agit de conjonctivites catarrhale aiguë (p. 33), purulentes (p. 35 et fig. 20), ou à fausses mem-branes (p. 39).

b) SÉCRÉTION MINIME. — Elle peut passer inaperçue et ce n'est qu'en demandant si les paupières sont un peu agglutinées, si l'œil est sale au réveil, qu'on la dépiste. Bien des gens traînent pendant des mois des conjonctivites catarrhales subaiguës (p. 34), en se plaignant seulement de fatigue au travail ou de lour-deur des paupières le soir. Cette sécrétion *à rechercher* se trouve aussi dans les conjonctivites folliculaire (p. 31) et phlycténulaire (p. 44).

Donc, chaque fois qu'un œil sécrète plus ou moins, il y a conjonctivite.

3. **L'œil pleure.** — *a*) Larmoiement passif par oblitération lacrymale. — Les larmes ne sont pas sécrétées en excès, mais elles ne s'écoulent pas ; c'est le *larmoiement par hypoexcrétion*, c'est l'insuffisance des voies lacrymales (p. 39) ; il se produit au froid et au vent, sans photophobie ni blépharospasme ; on le trouve aussi dans l'ectropion (p. 27) sénile ou par paralysie faciale.

b) Larmoiement actif ou réflexe. — Les voies lacrymales sont normales, mais les larmes sont en excès ; c'est le *larmoiement par hypersécrétion* ; il est souvent accompagné de photophobie et de blépharospasme. On le trouve dans les conjonctivites (p. 33), l'entropion avec frottement des cils sur la cornée (p. 28 et fig. 16), mais surtout dans les inflammations de la cornée (p. 44) et de l'iris (p. 51). *Ne pas oublier qu'un larmoiement réflexe survenu sans cause apparente tient souvent à un très petit corps étranger fiché dans la cornée ou sous la paupière.*

Cornée.

1. **Sa transparence est altérée.** — *a*) Troubles de transparence avec réaction inflammatoire. — 1) *la surface de la cornée est ulcérée en un endroit* : ce sont les kératites superficielles ou ulcéreuses : phlycténulaire (p. 44 et fig. 28), ou ulcère (p. 46

et fig. 16 et 29). — 2) *la surface a conservé son poli, il n'y a pas d'ulcère, mais une infiltration blanchâtre plus ou moins épaisse et généralisée*, c'est la kératite interstitielle ou parenchymateuse (p. 48 et fig. 30). — 3) *la cornée n'a pas d'infiltration proprement dite, mais paraît trouble, un peu verdâtre* : il y a inflammation profonde de l'œil, iritis ou irido-cyclite (p. 51), glaucome aigu (p. 54).

b) TROUBLES DE TRANSPARENCE SANS RÉACTION INFLAMMATOIRE. — Ce sont les taies (p. 50); le géron-toxon ou arc sénile ne sera pas confondu avec elles.

2. Elle est vascularisée. — La cornée normale est dépourvue de vaisseaux ; il ne s'en forme que dans les cas pathologiques, pour aider à la cicatrisation. Ils peuvent être *minimes et isolés*, devant être recher-chés de près ou à l'éclairage oblique : kératite phlyc-ténulaire (p. 44 et fig. 28), ou les petits ulcéres cor-néens. — Lorsqu'ils sont *abondants*, ils forment une nappe rouge, localisée à la partie supérieure (conjonc-tivite granuleuse, p. 32), ou généralisée à toute la cornée qui ressemble à une cerise (kératite parenchy-mateuse, p. 48).

3. Elle est insensible. — Soit par lésion du tri-jumeau, dans la kératite neuro-paralytique (p. 50), soit par brûlure directe de l'œil (p. 67). Je laisse de côté les anesthésies hystériques.

Chambre antérieure.

1. Altérations de dimensions. — *a*) ELLE EST

DIMINUÉE DE PROFONDEUR. — L'iris, au lieu d'être dans un plan vertical, bombe en avant. Ceci tient : soit à la *diminution de pression en avant de lui* : issue de l'humeur aqueuse dans les perforations de la cornée par ulcérations (p. 46) ou par traumatisme (p. 74); — soit à l'*augmentation de pression derrière lui* : glaucome (p. 53) ou cataracte traumatique intumescente (p. 74).

b) ELLE EST AUGMENTÉE DE PROFONDEUR — L'iris paraît concave en avant : soit par *augmentation de pression en avant de lui* : hypersécrétion de l'humeur aqueuse dans les irido-cyclites (p. 52), — soit à la *diminution de pression en arrière de lui* : issue du vitré dans une perforation de la sclérotique, vieilles irido-cyclites ou vieux décollements rétiniens tendant vers l'atrophie du globe, luxation du cristallin (p. 71) ; dans ce dernier cas l'iris tremble.

2. **Altérations du contenu.** — *a*) PRÉSENCE DE PUS OU HYPOPION. — Soit dans les ulcères graves de la cornée (p. 47 et fig. 29), soit dans les irido-cyclites violentes.

b) PRÉSENCE DE SANG OU HYPOHÉMA. — Quelquefois dans les glaucomes très aigus (glaucome hémorragique) ; le plus souvent dans les traumatismes du globe.

Iris.

1. **La pupille est déformée.** — *a*) DÉFORMATION AVEC ADHÉRENCES. — Quelquefois *synéchies antérieures* ou adhérences à la cornée ou à la sclérotique, au niveau d'une cicatrice, où un petit bourrelet noir

d'iris fait parfois hernie (fig. 38). — Beaucoup plus souvent, *synéchies postérieures* ou adhérences au cristallin, discrètes ou très épaisses. Elles indiquent les iritis et irido-cyclites (p. 51) ; souvent c'en est le meilleur signe ; il faut les bien rechercher à l'éclairage oblique.

b) Déformation sans adhérences. — Soit *traumatiques*, par luxation ou subluxation du cristallin (p. 71), rechercher toujours le tremblement de l'iris ; — soit *spontanées*, dans les affections cérébro-spinales (tabes, paralysie générale, syphilis méningée).

2. La pupille est rétrécie ou dilatée. — *a*)

Elle est rétrécie. — Soit par *affections locales*, iritis et irido-cyclites (p. 51), dont c'est un très bon signe ; — soit par *trouble nerveux* (tabes, paralysie générale, lésions du nerf grand sympathique).

b) Elle est dilatée. — Soit par *lésions locales*, glaucome aigu (p. 54 et fig. 32) ; — soit *par cécité* (un œil aveugle est toujours en mydriase) ; — soit par *trouble nerveux* (lésion du nerf moteur oculaire commun) ; — soit par *contusion du globe :* mydriase traumatique (p. 71), luxation du cristallin (p. 71) ; — soit par *intoxications* : botulisme, champignons vénéneux, belladone.

3. Les pupilles sont inégales. — Pour mettre

en évidence cette inégalité, lorsqu'il y a doute, employer mon procédé de la *mydriase provoquée* (p. 17). Toutes les causes, locales ou générales, que je viens d'indiquer dans le § 2 la produisent quand elles agissent seulement sur un œil, ou inégalement sur les deux yeux ; penser surtout aux troubles nerveux et à la syphilis.

4. La pupille réagit mal. — *a*) Par lésions locales. — C'est une impossibilité mécanique quand il y a de nombreuses synéchies d'iritis (p. 51 et fig. 31), un cristallin luxé enclavé dans la pupille (p. 71), ou un glaucome aigu repoussant l'iris en avant (p. 54).

b) Par cécité. — La rétine devenue insensible ne provoque plus le réflexe lumineux direct, mais l'éclairage de l'œil resté sain produit encore la contraction pupillaire dans l'œil aveugle (réflexe consensuel).

c) Par lésions nerveuses. — Soit du moteur oculaire commun, soit des centres : le tabes présente le signe d'Argyll-Robertson dans 80 p. 100 des cas et la paralysie générale dans 50 p. 100 ; *on doit toujours examiner les pupilles (réflexes et inégalité) chez un individu ayant commis des actes bizarres (paralysie générale incipiens).*

5. La pupille a une couleur anormale. — *a*) La pupille a une teinte grisâtre. — *Exsudats pupillaires* se continuant par des synéchies, vestiges d'iritis ; — ou bien *cataracte au début* : si c'est une cataracte lente (sénile), la teinte est plutôt gris foncé ; si c'est une forme rapide (diabète et surtout traumastime), la teinte est blanche ou blanc grisâtre. L'éclairage oblique permet de voir s'il n'y a plus d' « ombre portée », c'est-à-dire si l'opacification est générale, si la cataracte est mûre (p. 57).

b) La pupille est verdâtre. — Cette teinte glauque (d'où vient le terme de glaucome) s'accompagne de dilatation pupillaire, c'est le glaucome aigu (p. 54).

c) LA PUPILLE EST JAUNATRE. — Dans la panophtalmie ou phlegmon de l'œil (p. 77).

6. **L'iris tremble.** — Je détache ce symptôme pour indiquer qu'*il ne faut jamais omettre de le rechercher*. Il indique la luxation ou la subluxation du cristallin, soit spontanée (cataracte subluxée, contre-indication opératoire), soit traumatique (p. 71).

Tension oculaire.

1. **L'œil est dur.** — *a)* L'ŒIL EST DUR ET ENFLAMMÉ. — Il s'agit soit de glaucome aigu (p. 54), soit d'irido-cyclite ; on sait que, dans ce dernier cas, la tension varie et souvent du jour au lendemain (p. 52).

b) L'ŒIL EST DUR SANS PARAITRE ENFLAMMÉ. — C'est le glaucome chronique (p. 53), qui peut être primitif ou secondaire à des exsudats d'iritis. Dans des cas très rares, il s'agit d'une tumeur intra-oculaire (sarcome de la choroïde).

c) L'ŒIL DURCIT APRÈS UN TRAUMATISME. — Quelquefois ce sont des hémorragies profuses dans le corps vitré ; plus souvent une cataracte traumatique intumescente (p. 74) ou une panophtalmie (p. 77).

Le symptôme « œil dur », qu'il s'agisse d'hypertonie passagère ou permanente, contre-indique les mydriatiques (cocaïne et surtout atropine). — Instiller de l'ésérine dans les hypertonies élevées et de la pilocarpine dans les cas moindres (Voy. glaucome, p. 55).

2. L'œil est mou. — *a*) Mollesse spontanée. — *Lorsqu'il n'y a aucun phénomène inflammatoire*, on doit songer surtout au décollement rétinien (p. 59) ; — *lorsqu'il y a de la réaction inflammatoire*, il s'agit d'irido-cyclite (p. 52) ; on sait que cette hypotension peut, du jour au lendemain, se changer en hypertension.

b) Mollesse post-traumatique. — *Si cette mollesse existe aussitôt après l'accident*, c'est une perforation oculaire, c'est l' « œil crevé », par pénétration ou par éclatement ; le degré de gravité est à peu près parallèle au degré de mollesse. — *Si cette mollesse apparaît quelques jours après*, c'est l'irido-cyclite traumatique (faire alors de grandes réserves dans le certificat, car cette forme prédispose beaucoup à l'ophtalmie ou irido-cyclite sympathique ; *surveiller ces yeux-là* et intervenir à la moindre menace (Voy. page 78).

Globe oculaire.

1. L'œil est gros. — *a*) Il est gros réellement — Dans la myopie et quelques autres affections.

b) Il est normal, mais parait gros. — C'est qu'il est repoussé en avant, en *exophtalmie*. Tout corps étranger ou néoformation dans l'orbite refoule le globe en avant : tumeur (fig. 45), phlegmon, voussures des parois des sinus frontal (fig. 46), ethmoïdal, sphénoïdal ou maxillaire. Toutes ces causes donnent des exophtalmies unilatérales ; elle est bilatérale dans le goitre exophtalmique.

2. L'œil est petit. — *a*) Il est petit réelle-

MENT. — C'est l'atrophie du globe, soit à la suite de traumatismes par perforation ou par éclatement, soit à la suite d'irido-cyclites traumatiques ou spontanées. La vision est toujours perdue.

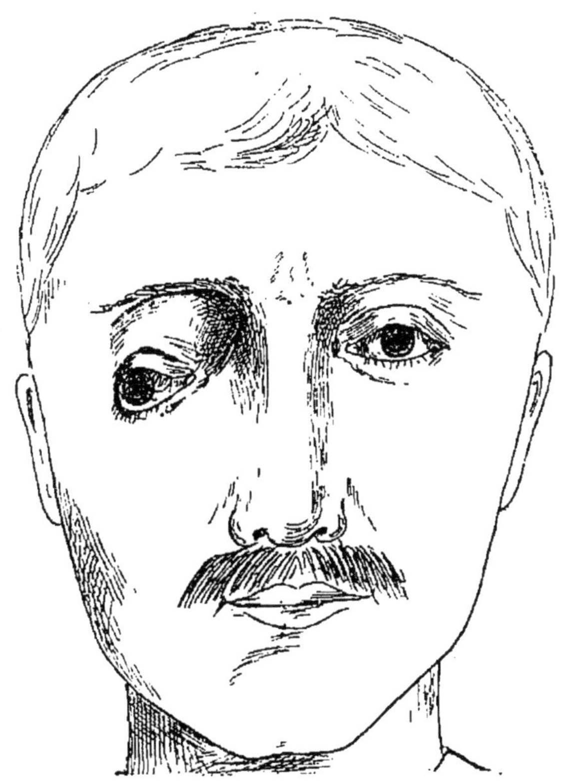

Fig. 45. — Exophtalmie par tumeur orbitaire.

b) IL EST NORMAL, MAIS PARAIT DIMINUÉ. — C'est l'*énophtalmie*, fort rare et consécutive à certains traumatismes orbitaires.

3. **L'œil est dévié.** — *a)* IL EST DÉVIÉ AVEC EXOPHTALMIE. — Phlegmons et tumeurs de l'orbite

ou des sinus voisins qui repoussent le globe en avant et le rejettent de côté (fig. 45 et 46).

  b) Il est dévié sans exophtalmie. — Soit paralysies oculaires (déviation avec limitation de certains

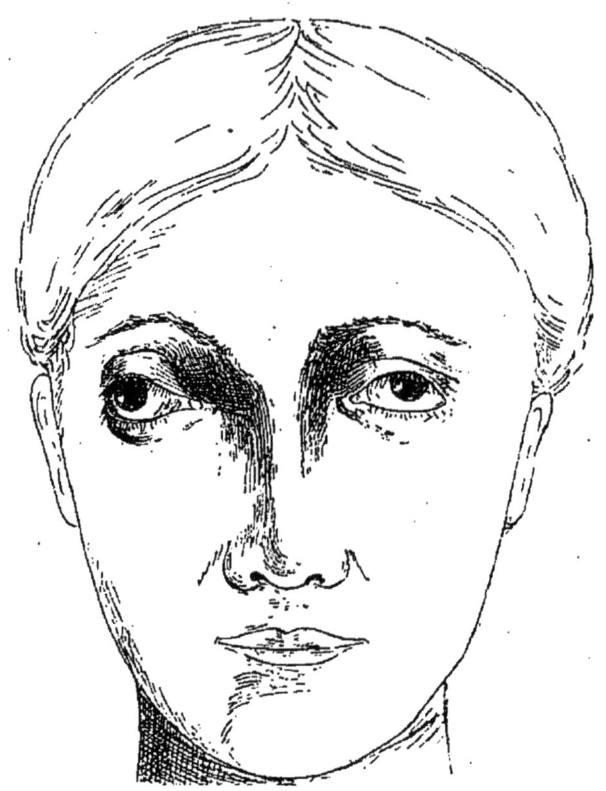

Fig. 46. — Exophtalmie par sinusite frontale.

mouvements, diplopie, voy. page 61); soit strabisme, ou loucherie (déviation sans limitation de mouvements, pas de diplopie, voy. page 62).

4. **L'œil tremble.** — C'est le *nystagmus*. Quelquefois congénital, plus souvent acquis : il dépend alors

ou d'un obstacle à la vision (larges taies chez les sujets jeunes) ou d'une lésion des centres nerveux : maladies du cervelet, certaines affections de la moelle, surtout la sclérose en plaques, dont il est un des principaux signes.

Je rappelle que les *épreuves de Barany* consistent à provoquer le nystagmus par des mouvements de rotation du sujet, la chaleur, l'électricité et donnent de très précieux renseignements pour le diagnostic des lésions de l'oreille interne.

II. — SYMPTOMES SUBJECTIFS.

1. Le malade souffre. — Classe un peu artificielle : sourcil (furoncle), paupières (phlegmon, érysipèle, zona, orgelet, épithélioma), conjonctive (conjonctivites catarrhales aiguës et purulentes), voies lacrymales (dacryocystite aiguë), cornée (kératite phlycténulaire, ulcères), iris (iritis et irido-cyclites), corps vitré (glaucome aigu), orbite (phlegmons, tumeurs), vices de réfraction (hypermétropie et astigmatisme), enfin les traumatismes et leurs complications.

Le pronostic d'une affection oculaire n'est aucunement lié à l'intensité des douleurs qu'elle provoque.

2. Il voit des taches. — Ces taches sont fixes (*mouches fixes*) dans les cataractes au début ou certaines lésions de la rétine ; elles sont mobiles, l'œil étant au repos (*mouches volantes*) dans les choroïdites. Il existe cependant des *mouches volantes physiologiques*, dont ne se plaignent que les nerveux et neurasthéniques.

3. Il ne voit qu'une partie des objets. — La moitié droite ou la moitié gauche de la vision des deux yeux a disparu ; c'est l'*hémianopsie*. Elle peut être permanente (lésion des centres nerveux) ou passagère (migraine ophtalmique, p. 61).

4. Il voit double. — Je rappelle que la diplopie, symptôme très important, est rarement signalée par le malade, qui dit seulement voir trouble ; il faut donc la rechercher. Elle indique soit une paralysie oculaire (p. 61), soit un refoulement du globe par phlegmon ou tumeur orbitaire (p. 63). Il n'y a pas de diplopie dans le strabisme ou loucherie.

5. Il voit des arcs-en-ciel autour des lumières. — Symptôme très important de *glaucome chronique* déclaré ou de *glaucome prodromique* (p. 53). Si le sujet ne le signale pas, ne jamais oublier de le rechercher, de même que la tension oculaire, avant d'instiller à un sujet de l'âge mûr un mydriatique (cocaïne et surtout atropine).

6. L'acuité visuelle est mauvaise. — 3 groupes de causes : *a*) Vices de réfraction (p. 64 à 66). Le myope voit bien de près et mal de loin, l'hypermétrope et le presbyte bien de loin et mal de près. L'astigmate, qui est en même temps myope ou hypermétrope, voit mal partout. Cependant les astigmates jeunes peuvent arriver à voir assez bien de près au moyen d'efforts qui les fatiguent.

b) Troubles dans les milieux oculaires, gênant le trajet normal des rayons lumineux : soit dans la cornée (kératites et taies), soit dans la pupille (exsudats suite d'irido-cyclite), soit dans le cristallin (cataractes spontanées ou traumatiques, plus rarement luxation, ou subluxation dela lentille), soit dans le corps vitré (exsudats vitréens dans les choroïdites).

c) AFFECTIONS DE LA RÉTINE OU DU NERF OPTIQUE. — Décollement rétinien, rétinites diverses (p. 59), atrophie optique (p. 60).

En pratique, on devra songer surtout : chez un jeune sujet qui a des tiraillements pendant le travail, aux vices de réfraction ; chez un myope élevé ou après un traumatisme, au décollement rétinien ; chez un syphilitique ou un tabétique, aux lésions du nerf optique ; chez un albuminurique, à la rétinite ; chez un diabétique, à la rétinite ou à la cararacte ; chez un sujet âgé, à la cataracte. — Mais, bien entendu, on ne doit porter un diagnostic qu'après un *examen méthodique et complet* ; en particulier, l'*examen de la tension oculaire* et l'*éclairage oblique,* si faciles mais si rarement pratiqués, donneront des indications très précieuses pour le diagnostic.

CINQUIÈME PARTIE

PETITE CHIRURGIE OCULAIRE

A. — INSTRUMENTATION OCULAIRE (1).

Instrumentation indispensable.
Loupe (fig. 8 et 34).
Deux écarteurs palpébraux à main ou écarteurs de Desmarres (fig. 3 et 4).
Aiguille de Dupuytren pour corps étrangers de la cornée (fig. 42).
Embout pour injection dans les voies lacrymales (fig. 24) ; l'adapter à une petite seringue ordinaire.
Sondes lacrymales de Bowmann, n°s 2, 3, 5 (fig. 25).
Un morceau de verre rouge (pour la diplopie).
2 petites aiguilles courbes ; soie n° 1.
Instrumentation utile, mais non indispensable.
Pince de Desmarres pour chalazion (fig. 12).
Crochet à chalazion (fig. 13).
Écarteur palpébral à ressort ou blépharostat (fig. 41).
Pince à fixer le globe (pince à dents de souris, fig. 40).
Dilatateur pour points lacrymaux (fig. 22).

(1) Je n'ai en vue ici, bien entendu, que l'instrumentation oculaire nécessaire au praticien exerçant la médecine générale.

Couteau boutonné de Weber pour points lacry-maux (fig. 23).

Sondes lacrymales, nᵒˢ 4 et 6.

Échelle de lettres pour l'acuité visuelle (les lettres données dans la fig. 9 en tiennent lieu).

B. — PETITE CHIRURGIE OCULAIRE.

a) **Opérations faciles.** — URGENTES : phlegmon des paupières (p. 21), phlegmon du sac lacrymal (p. 43), orgelet (p. 24). — NON URGENTES: chalazion (p. 23), dilatation et incision des points lacrymaux (p. 40), injection et cathétérisme lacrymaux (p. 41).

b) **Opérations assez difficiles.** — URGENTES : cautérisation des ulcères cornéens (p. 48), suture de la sclérotique rompue (p. 73), résection de l'iris hernié (p. 73), phlegmon de l'orbite (p. 63), panophtalmie (p. 77), — NON URGENTE : ptérygion (p. 31).

c) **Opérations d'urgence pour le spécialiste.** — Facultativement celles du paragraphe précédent et : suture des paupières dans la kératite neuro-paralytique (p. 50), iridectomie dans le glaucome aigu, (p. 55), cataracte traumatique intumescente (p. 75), énucléation d'un œil provoquant l'ophtalmie sympathique (p. 78) et les traumatismes oculaires en général.

C. — PANSEMENTS OCULAIRES.

Pansements secs. — Ne jamais mettre de coton à même l'œil, toujours interposer une ou deux lamelles de *gaze*. Mettre assez de coton pour *que l'œil* *soit bien immobilisé* et ne puisse bouger sous le pansement. Veiller à ce *que l'œil soit bien fermé* au moment où on l'applique. — Les pansements secs sont *indiqués* dans les kératites, les iritis, les sclérites (maintenus par un bandeau fixe), dans les opérations et les traumatismes (maintenus par une bande).

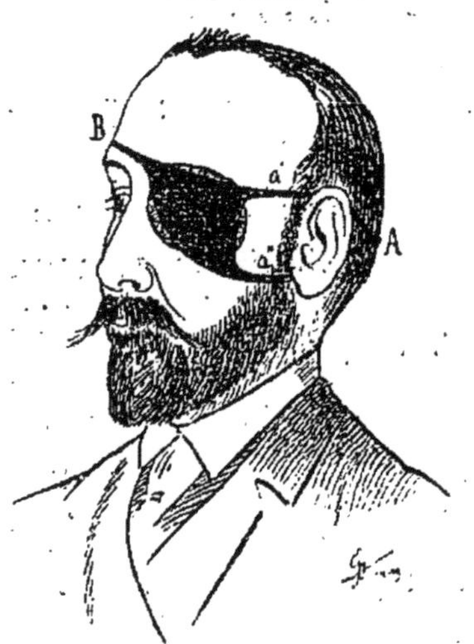

Fig. 47. — Bandeau fixe.

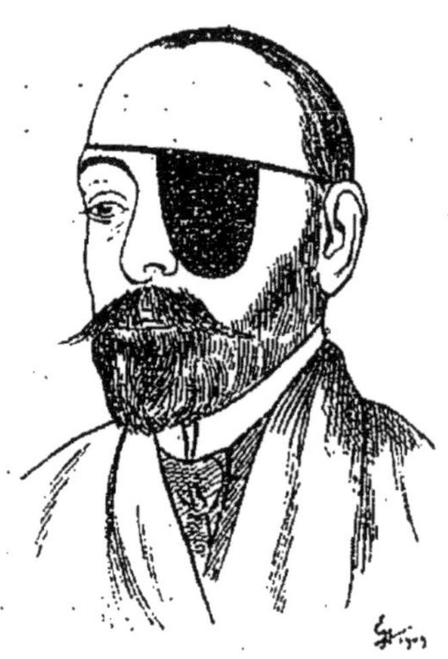

Fig. 48. — Bandeau flottant.

Ils sont *contre-indiqués* dans toutes les conjonctivites.

Pansements humides, soit à l'eau bouillie, l'eau boriquée ou ma solution isotonique aux larmes (NaCl à 14 grammes par litre), soit à l'oxycyanure de mercure (1 p. 5000). *Indiqués* dans les phlegmasies de l'œil ou de ses annexes, et dans la conjonctivite purulente, seulement à la période où le pus s'écoule.

Bandeaux. — *a)* BANDEAU FIXE. — Triangle dont le petit côté a 8 centimètres et les deux grands 10 centimètres ; il est formé de toile fine et de satinette

noire (fig. 47). De chaque extrémité du petit côté
part un petit ruban ; ces deux petits rubans (a' et a'')
convergent l'un vers l'autre pour se fusionner, à
15 centimètres de leur origine, en un grand ruban A.
Un autre grand ruban B part de l'angle formé par les
deux grands côtés et se noue derrière la tête avec A ;

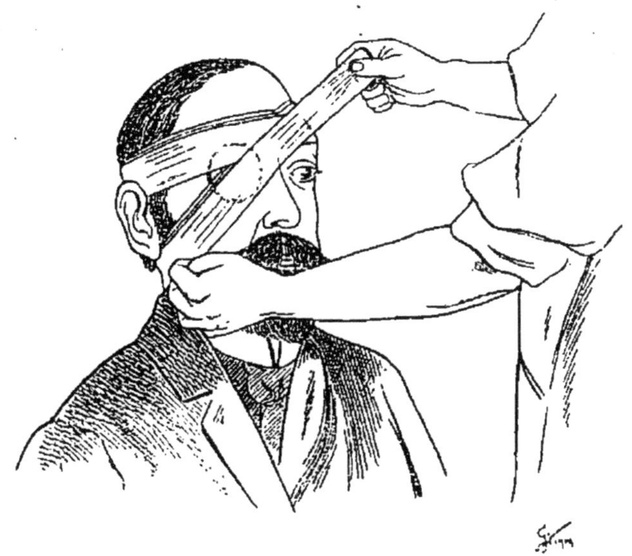

Fig. 49. — Bandage monoculaire.

l'oreille est comprise entre a' et a'' et immobilise le
tout.

b) BANDEAU FLOTTANT. — Forme rectangulaire ou
carrée de 8 centimètres de côté (un peu échancré pour
le nez). Le patient peut donc le relever ou le laisser
pendre (fig. 48), pour reposer son œil ou le protéger
contre le vent et la poussière. Convient dans la con-
valescence des maladies exigeant un bandage ou le
bandeau fixe ; il est le seul à mettre dans toutes les

conjonctivites, sauf si le pus est très abondant (pansement humide).

Bandages. — Employés dans tous les pansements humides et dans certains pansements secs (Voy. pansements secs) ; les bandes de crêpe (largeur 6 ou 7 centimètres) sont plus douces et tiennent mieux que les bandes de toile.

a) BANDAGE MONOCULAIRE. — Pour recouvrir l'œil

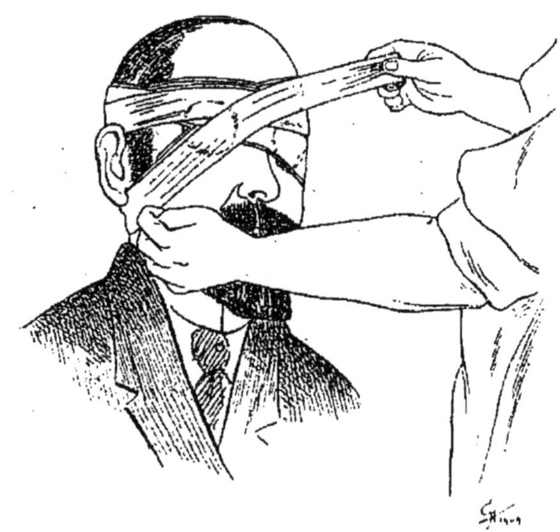

Fig. 50. — Bandage binoculaire.

droit (fig. 49) : on place et on maintient avec le pouce gauche le bout de la bande *au-dessous* de l'oreille droite ; puis on remonte obliquement vers la racine du nez (l'œil droit est ainsi recouvert) ; on contourne la tête en passant horizontalement au-dessus du sourcil gauche, juste au-dessus de l'oreille gauche, derrière la tête, juste *au-dessus* de l'oreille droite et on revient à la racine du nez. On repart au-dessus du sourcil gauche, de l'oreille gauche, derrière la tête, *au-dessous* de l'oreille droite et l'on recommence le cycle. Ainsi donc : *un tour de tête oblique* (sous l'oreille droite et recouvrant l'œil droit), puis un *tour de tête horizontal* (juste au-dessus de l'oreille et de l'œil droits), et ainsi de suite. Serrer assez pour donner de la solidité, mais ne pas comprimer l'œil ; en général on ne le serre pas assez et il glisse.

b) BANDAGE BINOCULAIRE (fig. 50). *Un tour de tête oblique droit* (recouvrant l'œil droit), puis *un tour de tête horizontal* (juste au-dessus des deux oreilles et ne recouvrant aucun œil), puis *un tour de tête oblique gauche* (couvrant l'œil gauche), *un tour horizontal*, un tour oblique droit, etc.

TABLE DES MATIÈRES

TROISIÈME PARTIE

Étude analytique des différentes affections oculaires.

QUATRIÈME PARTIE

Etude synthétique et séméiologique.

CINQUIÈME PARTIE

Petite chirurgie oculaire.

15491-11. — Corbeil. — Imprimerie Crété.